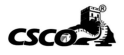

中国临床肿瘤学会（**CSCO**）
淋巴瘤诊疗指南

GUIDELINES OF CHINESE SOCIETY OF CLINICAL ONCOLOGY (CSCO)
LYMPHOID MALIGNANCIES

2018.V1

中国临床肿瘤学会指南工作委员会　组织编写

人民卫生出版社

图书在版编目（CIP）数据

中国临床肿瘤学会（CSCO）淋巴瘤诊疗指南. 2018.V1/ 中国临床肿瘤学会指南工作委员会组织编写.
—北京：人民卫生出版社，2018
　ISBN 978-7-117-27378-7

Ⅰ.①中…　Ⅱ.①中…　Ⅲ.①淋巴瘤 - 诊疗 - 指南　Ⅳ.①R733.4-62

中国版本图书馆 CIP 数据核字（2018）第 201529 号

人卫智网	www.ipmph.com	医学教育、学术、考试、健康，购书智慧智能综合服务平台
人卫官网	www.pmph.com	人卫官方资讯发布平台

中国临床肿瘤学会（CSCO）淋巴瘤诊疗指南　2018.V1

组织编写：中国临床肿瘤学会指南工作委员会
出版发行：人民卫生出版社（中继线 010-59780011）
地　　址：北京市朝阳区潘家园南里 19 号
邮　　编：100021
E - mail：pmph @ pmph.com
购书热线：010-59787592　010-59787584　010-65264830
印　　刷：北京盛通印刷股份有限公司

经　　销：新华书店
开　　本：787 × 1092　1/32　**印张：**6.5
字　　数：131 千字
版　　次：2018 年 9 月第 1 版　2018 年 12 月第 1 版第 3 次印刷
标准书号：ISBN 978-7-117-27378-7
定　　价：42.00 元

中国临床肿瘤学会指南工作委员会

中国临床肿瘤学会（CSCO）
淋巴瘤诊疗指南

2018.V1

组　长

马　军　朱　军

副组长

高子芬　黄慧强　李晔雄　邱录贵　赵维莅

秘书组

宋玉琴　郭　晔　李志铭　赵东陆　张　岩

专家组成员（以姓氏汉语拼音为序）（* 为执笔人）

高子芬　　北京大学医学部基础医学院病理系

郭　晔*　同济大学附属东方医院肿瘤内科

黄慧强*　中山大学肿瘤医院肿瘤内科

李小秋*　复旦大学附属肿瘤医院病理科

李晔雄　　中国医学科学院肿瘤医院放疗科

李志铭　　中山大学肿瘤防治中心肿瘤内科

刘卫平*　北京大学肿瘤医院淋巴瘤科

马　军　哈尔滨血液病肿瘤研究所

亓姝楠[*]　中国医学科学院肿瘤医院放疗科

邱录贵　中国医学科学院血液病医院（血液学研究所）

宋玉琴[*]　北京大学肿瘤医院淋巴瘤科

涂梅峰[*]　北京大学肿瘤医院淋巴瘤科

谢　彦[*]　北京大学肿瘤医院淋巴瘤科

应志涛[*]　北京大学肿瘤医院淋巴瘤科

赵东陆[*]　哈尔滨血液病肿瘤研究所

赵维莅[*]　上海交通大学医学院附属瑞金医院血液科

张会来[*]　天津医科大学肿瘤医院淋巴瘤内科

张　薇[*]　北京协和医院血液科

朱　军　北京大学肿瘤医院淋巴瘤科

邹德慧[*]　中国医学科学院血液病医院

　　基于循证医学证据、兼顾诊疗产品的可及性、吸收精准医学新进展，制定中国常见癌症的诊断和治疗指南，是中国临床肿瘤学会（CSCO）的基本任务之一。近年来，国际指南的制定出现了一个新的趋向，即基于资源可及性的指南，这尤其适合发展中国家和地区差异性显著的国家及地区。中国是一个幅员辽阔但地区经济和学术发展不平衡的发展中国家，CSCO 指南需要兼顾地区发展差异、药物和诊疗手段的可及性以及肿瘤治疗的社会价值三个方面。因此，CSCO 指南形成了这样的特点：每一个临床问题的诊疗指南，以前分为基本策略和可选策略两部分，基本策略属于可及性好的普适性诊疗措施，可选策略多属于在国际或国内已有高级别证据，但可及性差或效价比超出国人承受能力的药物或治疗措施，或临床实用但证据等级不高的措施；2018 版更新或新制定的指南，更加重视中国学者的研究成果和 CSCO 专家意见，修订为不同级别的 CSCO 专家推荐等级，更便于大家在临床实践中参考使用。CSCO 指南工作委员会相信，基于证据、兼顾可及性和专家推荐等级的指南，更适合我国目前的临床实际。我们期待大家的反馈并将持续改进，保持 CSCO 指南的时效性。

中国临床肿瘤学会指南工作委员会

CSCO 诊疗指南证据类别（2018）

证据特征			CSCO 专家共识度
类别	水平	来源	
1A	高	严谨的 Meta 分析、大型随机对照临床研究	一致共识 （支持意见 ≥ 80%）
1B	高	严谨的 Meta 分析、大型随机对照临床研究	基本一致共识，但争议小 （支持意见 60%~80%）
2A	稍低	一般质量的 Meta 分析、小型随机对照研究、设计良好的大型回顾性研究、病例－对照研究	一致共识 （支持意见 ≥ 80%）
2B	稍低	一般质量的 Meta 分析、小型随机对照研究、设计良好的大型回顾性研究、病例－对照研究	基本一致共识，但争议小 （支持意见 60%~80%）
3	低	非对照的单臂临床研究、病例报告、专家观点	无共识，且争议大 （支持意见 <60%）

CSCO 诊疗指南推荐等级（2018）

推荐等级	标准
Ⅰ级推荐	**1A 类证据和部分 2A 类证据** 一般情况下，CSCO 指南将 1A 类证据和部分专家共识度高且在中国可及性好的 2A 类证据作为Ⅰ级推荐。具体来说，CSCO 指南Ⅰ级推荐具有如下特征：可及性好的普适性诊治措施（包括适应证明确），肿瘤治疗价值相对稳定，基本为国家医保所收录；Ⅰ级推荐的确定，不因商业医疗保险而改变，主要考虑的因素是患者的明确获益性
Ⅱ级推荐	**1B 类证据和部分 2A 类证据** 一般情况下，CSCO 指南将 1B 类证据和部分专家共识度稍低或在中国可及性不太好的 2A 类证据作为Ⅱ级推荐。具体来说，CSCO 指南Ⅱ级推荐具有如下特征：在国际或国内已有随机对照的多中心研究提供的高级别证据，但是可及性差或者效价比低，已超出平民经济承受能力的药物或治疗措施；对于获益明显但价格昂贵的措施，以肿瘤治疗价值为主要考虑因素，也可以作为Ⅱ级推荐
Ⅲ级推荐	**2B 类证据和 3 类证据** 对于正在探索的诊治手段，虽然缺乏强有力的循证医学证据，但是专家组具有一致共识的，可以作为Ⅲ级推荐供医疗人员参考
不推荐 / 反对	对于已有充分证据证明不能使患者获益的，甚至导致患者伤害的药物或者医疗技术，专家组具有一致共识的，应写明"专家不推荐"或者必要时"反对"。可以是任何类别等级的证据

总则

淋巴瘤的病理类型繁杂、治疗方法多样、预后转归迥异，因此在诊断和治疗过程中需要重视多学科团队（multidisciplinary team，MDT）的作用。

一、临床

1. 治疗前评估

（1）病史采集（包括发热、盗汗、体重减轻等 B 症状）、体格检查（尤其注意浅表淋巴结、韦氏环、肝脾等部位）、体能状态评分。

（2）实验室检查：血尿便常规、生化全项、红细胞沉降率、$\beta 2$ 微球蛋白、乳酸脱氢酶（LDH）、感染筛查（乙肝 + 丙肝 + 艾滋病 + 梅毒，异常者需完善病毒载量或行确证实验）。对于存在中枢神经系统受侵危险因素的患者应进行腰穿，检查脑脊液常规、生化和细胞学。

（3）影像学检查：全身 CT、正电子发射计算机断层显像（PET-CT）、核磁共振（MRI）、内镜、心电图检查、超声心动图、肺功能。

注：① PET-CT 的应用在弥漫大 B 细胞淋巴瘤和霍奇金淋巴瘤中的循证医学证据充分，故在这两种类型的淋巴瘤中作为 I 级专家推荐意见，但是在其他类型淋巴瘤中并无充分的循证医学证据，仅作为 II 级专家推荐意见；②内镜适用于胃肠道可疑受侵或者病理类型为 NK/T 细胞淋巴瘤等情况；

③中枢神经系统可疑受侵者进行受累部位的 MRI 检查；④心血管基础病、高龄或拟应用蒽环类药物者选择性行超声心动图；⑤拟使用博来霉素或者有肺基础病变者推荐肺功能检查。

（4）骨髓检查：骨髓涂片、流式细胞学和骨髓活检。注意：霍奇金淋巴瘤进行骨髓检查时不需要检查骨髓流式细胞学。

（5）育龄期妇女需要进行妊娠试验，育龄期男性需要注意在治疗前与患者讨论生育问题和精子贮备的问题。

2. 分期

大多数类型淋巴瘤的分期参照 2014 年 Lugano 分期标准[1]，见附录 A。此外，慢性淋巴细胞白血病（CLL）采用 Rai 分期[2] 或 Binet 分期[3]，皮肤蕈样霉菌病 /Sezary 综合征采用 EORTC 的TNMB 分期[4]，其他原发皮肤淋巴瘤分期采用 EORTC 的 TNM 分期标准[5]。

3. 疗效评价

采用 2014 年 Lugano 会议修订标准[1]，分为影像学缓解（CT/MRI 评效）和代谢缓解（PET–CT评效），见附录 B。

治疗期间：每 2~4 周期进行影像学检查和疗效评价。

治疗后评效：如采用 CT 或 MRI，建议全部治疗结束后 4 周评价和确认最终疗效；如采用 PET-CT 检查，建议末次化疗后 6~8 周，或放疗后 8~12 周。

4. 预后评估

与实体瘤不同，大多数情况下，临床分期不是决定淋巴瘤患者预后的最关键因素，病理类型的预后价值更重要。此外，同一病理类型还可依据多项基线数据进一步判断预后，如国际预后指数评分（IPI）为侵袭性淋巴瘤最常用预后评估体系，见附录 C。部分病理类型尚有特有的评分体系，如滤泡性淋巴瘤、套细胞淋巴瘤等，详见相应章节。

5. 随访

随访参照 2014 年 Lugano 会议的推荐标准[1]。随访内容包括病史、体格检查、常规实验室检查、影像学检查。随访超过 1 年的患者，尽量减少 CT 或 MRI 检查，而以胸片和 B 超代替。通常不推荐 PET-CT 作为随访检查手段。

随访频率：①可治愈的类型（如弥漫大 B 细胞淋巴瘤、霍奇金淋巴瘤）：治疗结束后的前 2 年，每 3 个月复查 1 次，以后每 6 个月复查 1 次至 5 年。此后每年复查 1 次维持终生。②不可治愈的类型（如滤泡性淋巴瘤、套细胞淋巴瘤）：建议每 3~6 个月复查 1 次，维持终生。

二、病理

1.取材方式

推荐行淋巴结或肿物的完整切除或部分切取活检，或内镜下活检（鼻咽镜、支气管镜、胃镜、肠镜、胸腔镜、腹腔镜、纵隔镜等，尤其对呼吸道及消化道可疑病灶建议多位点、深取活检）；切除或部分切取活检有困难时可考虑 B 超或 CT 引导下淋巴结或肿物的空芯针穿刺活检。不推荐细针穿刺或者针吸活检。

2.组织处理

切除的标本（通常为淋巴结）需及时切开固定（尽可能在标本离体 30min 以内，通常垂直于淋巴结长径间隔 0.3~0.5cm 切片，分别用于常规固定、流式细胞分析以及冻存生物样本库等），固定液选择 4% 中性甲醛溶液，固定时间为 12~24h。

3.病理诊断

病理诊断技术包括形态学、免疫组化、遗传学及分子生物学等，但是需要特别指出的是，淋巴瘤的病理诊断十分困难，因此需要结合患者的临床表现、体格检查、实验室检查、影像学检查等结果进行综合判断。

（1）形态学：非常重要，不同类型的淋巴瘤具有特征性、诊断性的形态学特点。

（2）免疫组化：可用于鉴别淋巴瘤细胞的免疫表型，包括细胞系（例如：B 或 T/NK 细胞）、肿瘤细胞的分化及成熟程度、某些遗传学异常（例如 CCND1、ALK 等基因易位所导致的蛋白异常表达）以及良、恶性疾病鉴别等。通过组合相关的免疫组化标记物，进行不同病种的鉴别诊断。

（3）流式细胞学检查及细胞遗传学检查：可作为淋巴瘤病理诊断的辅助和补充诊断方法，有时对确诊至关重要。

可应用于淋巴瘤石蜡包埋组织免疫染色的常用标志物包括以下几个大类：①白细胞共同抗原（CD45/LCA）；②B 细胞相关标记物，例如 CD20、CD79a、CD19、PAX5、Oct-2、Bob.1、κ、λ、IgG、IgG4、IgM、IgA、IgD、CD38、CD138、CD23 等；③T 细胞 /NK 细胞相关标记物，例如 CD3、CD2、CD5、CD7、CD4、CD8、CD43、CD45RO、CD56、CD57、细胞毒性分子（包括 TIA-1、颗粒酶 B、穿孔素）、T 细胞受体蛋白（例如 βF1、TCRG）等；④淋巴细胞活化 / 分化相关标记物，例如 CD30、TdT、CD99、CD10、BCL6、MUM1 等；⑤肿瘤基因和增殖相关标记物，例如 ALK1、BCL2、BCL10、cyclin D1、C-MYC、P53、Ki-67 等；⑥组织细胞、树突状细胞及髓系相关标记物，例如 CD68（KP1、PGM1）、CD163、溶菌酶、髓过氧化物酶（MPO）、CD15、CD123、CD117、CD21、CD35、S-100、CD1a、CD207/langerin 等；⑦微生物标志物，例如 EB 病毒（EBV）-LMP1、人类疱疹病毒 8 型（HHV8）等；⑧其他，例如 EMA、细胞角蛋白、CXCL13 等。

4. 病理分类

淋巴瘤分为霍奇金淋巴瘤（HL）和非霍奇金淋巴瘤（NHL）两大类，具体类型参见世界卫生组织（WHO）编订的《造血与淋巴组织肿瘤分类》（2016 版）[6]，见附录 D。

三、放疗

放疗是淋巴瘤治疗的重要组成部分，目前放疗仍是早期惰性淋巴瘤和结外鼻型 NK/T 细胞淋巴瘤最主要的根治性手段。随着有效化疗药物和方案的不断发展与创新，新的预后评价手段和指标的引进，放疗的作用发生调整。如何给病人带来治疗的最大获益，需要医生全面掌握现有的循证医学证据，根据病人基本情况来推荐治疗。

放疗靶区范围：① IFRT（累及野照射）：包括受侵部位的整个淋巴区域；② INRT（受累淋巴结照射）/ISRT（受累区域照射）：仅照射化疗前由临床和影像学检查（PET 显示病灶的上下界以精确定位照射野范围）确认的肿瘤部位。

参考文献

[1] Cheson BD, Fisher RI, Barrington SF, et al. Australasian Leukaemia and Lymphoma Group, Eastern Cooperative Oncology Group, European Mantle Cell Lymphoma Consortium, Italian Lymphoma Foundation, European Organisation for Research, Treatment of Cancer/Dutch Hemato-Oncology Group, Group Español de Médula Ósea, German High-Grade Lymphoma Study Group, German Hodgkin's Study Group, Japanese Lymphoma Study Group, Lymphoma Study Association, NCIC Clinical Trials Group, Nordic Lymphoma Study Group, Southwest Oncology Group, United Kingdom National Cancer Research Institute. Recommendations for initial evaluation, staging, and response assessment of Hodgkin and non-Hodgkin lymphoma: the Lugano classification. J Clin Oncol, 2014, 32 (27): 3059-3068.

[2] Rai KR, Sawitsky A, Cronkite EP, et al. Clinical staging of chronic lymphocytic leukemia. Blood, 1975, 46 (2): 219-234.

[3] Binet JL, Auquier A, Dighiero G, et al. A new prognostic classification of chronic lymphocytic leukemia derived from a multivariate survival analysis. Cancer, 1981, 48 (1): 198-206.

[4] Olsen E, Vonderheid E, Pimpinelli N, et al. Revisions to the staging and classification of mycosis fungoides and Sezary syndrome: a proposal of the International Society for Cutaneous Lymphomas (ISCL)

and the cutaneous lymphoma task force of the European Organization of Research and Treatment of Cancer (EORTC). Blood, 2007 Sep 15, 110 (6): 1713–1722.

[5] Kim YH, Willemze R, Pimpinelli N, et al. TNM classification system for primary cutaneous lymphomas other than mycosis fungoides and Sezary syndrome: a proposal of the International Society for Cutaneous Lymphomas (ISCL) and the Cutaneous Lymphoma Task Force of the European Organization of Research and Treatment of Cancer (EORTC). Blood, 2007 Jul 15, 110 (2): 479–484.

[6] Swerdlow SH, Campo E, Pileri SA, et al. The 2016 revision of the World Health Organization classification of lymphoid neoplasms. Blood, 2016, 127 (20): 2375–2390.

弥漫大 B 细胞淋巴瘤

1 治疗前评估

	I 级专家推荐	II 级专家推荐	III 级专家推荐
病史采集和体格检查	完整的病史采集（包括发热、盗汗、体重减轻等B症状）；体检（尤其注意浅表淋巴结、韦氏环、肝脾等部位）；体能状态评分		
实验室检查	血尿便常规、生化全项、红细胞沉降率、β2 微球蛋白、乳酸脱氢酶（LDH）、感染筛查（乙肝＋丙肝＋艾滋病毒＋EB病毒＋梅毒，异常者需完善病毒载量或行确证实验）；脑脊液检查；育龄妇女须行妊娠试验		
影像学检查	PET-CT；全身增强 CT；心电图、心脏超声检查；中枢神经系统（CNS）受累行 MRI；胃肠道受累行胃肠内镜检查		浅表淋巴结和腹 B 超
骨髓检查	骨髓穿刺和活检（骨髓活检样本至少应在 1.6cm 以上）		

【注释】

对于高危患者应行诊断性腰椎穿刺术检查。流式细胞术可以提高脑脊液中淋巴瘤细胞的检测率[1]。

2　病理学诊断

	I 级专家推荐	II 级专家推荐	III 级专家推荐
IHC	CD20、CD3、CD5、CD10、BCL2、BCL6、Ki-67、IRF4/MUM1、MYC	cyclin D_1、κ/λ、CD30、CD138、ALK、HHV8、SOX11、P53	
流式	κ/λ、CD45、CD3、CD5、CD19、CD10、CD20		
基因	利用 PCR 技术检测 *IG* 基因重排；利用 FISH 技术检测 *MYC*、*BCL2*、*BCL6* 重排确定"双打击"或"三打击"淋巴瘤，EBER-ISH	利用基因表达谱或 NanoString 检测判断肿瘤的"细胞起源（COO）"分型	

【注释】

弥漫大 B 细胞淋巴瘤（DLBCL）依靠组织病理学和免疫组化分析明确诊断。CD20+、CD3– 是 DLBCL 的典型免疫表型，其他免疫组化指标用于 DLBCL 亚型的分类。

对 DLBCL 亚型的诊断应遵循 2016 版 WHO 分类[2]。WHO 根据基因表达谱不同，将 DLBCL 按细胞起源（COO）分为 3 类：生发中心 B 细胞样（germinal center B–cell–like，GCB）、活化 B 细胞样（activated B–cell–like，ABC）和第三型 DLBCL（Type 3 DLBCL），是影响 DLBCL 预后的重要因素[3-5]。目前最为常用的是 HANS 模型分类，通过检测生发中心 B 细胞标志（CD10、BCL6）和非生发中心 B 细胞标志（IRF4/MUM1）将 DLBCL 分为 GCB 样亚型和非 GCB 样亚型。有条件的机构可根据基因表达谱或利用 NanoString 检测来判断 DLBCL 的 COO 亚型。

对怀疑有病变的淋巴结或结外病灶实施切除或切取活检（或内镜下活检）是明确诊断的最佳途径。在特定情况下，无法对可疑淋巴结进行切除活检时，亦可行空芯针穿刺活检，联合其他辅助检查技术（免疫组化、流式细胞术、PCR 技术扩增检测有无克隆性免疫球蛋白基因（IG）和 T 细胞受体（TCR）基因重排、FISH 和基因突变检测等对淋巴瘤进行诊断（参照 2017 版 NCCN 指南的建议）。

初发和治疗后复发的 DLBCL 均推荐 FISH 技术检测 *MYC*、*BCL2* 和 *BCL6* 重排。5% ~15% DLBCL 具有 *MYC* 重排，可与 *BCL2* 重排同时发生，也可与 *BCL6* 重排同时发生，称作"双打击"或"三打击"淋巴瘤，提示预后不良，目前尚无有效的治疗措施[6-8]。30% ~35% DLBCL 表达 MYC 蛋白，20% ~35% 同时表达 BCL2，但多数不携带 MYC/BCL2 基因异常，称"双表达淋巴瘤"，提示预后不良[9-11]。

3　分期

参照 2014 年 Lugano 分期标准，见附录 A。

4　治疗

4.1　初治患者：基于年龄和预后的分层治疗。

分组	分层	Ⅰ级专家推荐	Ⅱ级专家推荐	Ⅲ级专家推荐
年龄 ≤ 60 岁	低危（aaIPI=0）且无大肿块	3R–CHOP21+ 受累部位 / 受累淋巴结放疗或 6R–CHOP21 ± 受累部位 / 受累淋巴结放疗（1A 类证据）		
	低危（aaIPI=0）伴有大肿块或中低危（aaIPI=1）	6R–CHOP21+ 受累部位 / 受累淋巴结放疗（2A 类证据）		

分组	分层	Ⅰ级专家推荐	Ⅱ级专家推荐	Ⅲ级专家推荐
	中高危（aaIPI=2）	8R+6-8CHOP21 ± 受累部位/受累淋巴结放疗（1A类证据）；8R+6CHOP14 ± 受累部位/受累淋巴结放疗（1A类证据）	6R-CHOEP14（2A类证据）	6R-DA-EPOCH（2类证据）
	高危（aaIPI=3）	8R+6-8CHOP21 ± 受累部位/受累淋巴结放疗（1A类证据）；8R+6CHOP14 ± 受累部位/受累淋巴结放疗（1A类证据）	6R-CHOEP14（2A类证据）；大剂量化疗联合自体造血干细胞移植（2A类证据）	6R-DA-EPOCH（2类证据）
年龄60~80岁	无心功能不全	8R+6-8CHOP21（IPI低危：8R+6CHOP21）（1A类证据）；8R+6CHOP14 ± 受累部位/受累淋巴结放疗（大肿块：8R+6CHOP14 + 受累部位/受累淋巴结放疗）（1A类证据）		6R-DA-EPOCH（2类证据）
	伴心功能不全	阿霉素替换为脂质体阿霉素、依托泊苷、吉西他滨（2A类证据）		

初治患者：基于年龄和预后的分层治疗（续）

分组	分层	Ⅰ级专家推荐	Ⅱ级专家推荐	Ⅲ级专家推荐
年龄 >80 岁	无心功能不全	剂量减量：6R-miniCHOP21（2A 类证据）		
	伴心功能不全	阿霉素替换为脂质体阿霉素、依托泊苷、吉西他滨（2A 类证据）		

【注释】

应根据患者年龄、IPI/aaIPI 评分以及剂量增加方案的可行性进行分层治疗。若条件允许，推荐进入临床试验研究。

对于年轻高危或中高危患者，目前尚无标准治疗方案，应首选进入临床试验研究。最常用的治疗为 8R 联合 6~8 个疗程 CHOP21 方案。R-CEOP70 与 R-CHOP21 等效[12]。年轻患者采用蒽环类加量的化疗方案 R-CEOP90 可生存获益[13]。化疗前大肿块（≥ 7.5cm）或结外器官受侵、化疗后未达 CR 是放疗适应证[14, 15]。局限期患者短程化疗后联合放疗可取得与长程单纯化疗相同的疗效[16]，足量化疗后联合放疗可能进一步提高疗效[17]。化疗 CR 后推荐放疗剂量为 30~36Gy，化疗 PR 或 SD 后剂量为 30~40Gy，而在化疗后进展行挽救放疗时应给予更高剂量 40~50Gy。大剂量化疗联合自体造血干细胞移植作为一线治疗可应用于高危患者，但仍需进一步试验。

对于双打击淋巴瘤患者，通常采用强化治疗方案，如 R-HyperCVAD、R-DAEPOCH 等，R-DAEPOCH 方案作为一线治疗与 R-CHOP 方案相比，显著延长 PFS，但 OS 无统计学差异[18]。这部分患者存在较高的 CNS 复发风险，推荐进行 CNS 预防性治疗。原发纵隔大 B 细胞淋巴瘤的一线治疗推荐 R-CHOP 方案联合放疗，或 R-DAEPOCH 方案（如化疗后 PET-CT 阴性则无需放疗）[19]。原发中枢神经系统 DLBCL 推荐 R-HD-MTX（≥ 3.0g/m²）为基础的化疗方案联合 HD-Ara-C 静脉滴注，化疗达 CR 后行可减量的全脑放疗[20]，老年患者可不行全脑照射[21]，未达 CR 则行全脑照射和局部补量，或 PR/SD 行挽救性放疗。原发睾丸化疗后行对侧睾丸预防放疗。

对于高肿瘤负荷的患者，应采取措施预防溶瘤综合征。所有患者治疗前都须进行 HBV 标记物筛查，包括乙肝血清免疫学标志物和 HBV DNA 检查。对于 HBsAg 阳性的患者，无论其 HBV DNA 是否可测，需预防性抗病毒治疗。对于抗 -HBc 阳性 /HBsAg 阴性患者，需持续监测 HBV DNA，或预防性抗病毒治疗，对于抗 -HBs 阴性 /HBV DNA 不可测的患者，需持续监测 HBV DNA。

存在 CNS 复发风险的患者应进行 CNS 预防。由 IPI 中的 5 个危险因素和肾脏 / 肾上腺累及组成的 CNS-IPI，将患者分为低危（0~1 分）、中危（2~3 分）、高危（4~6 分）[22]，参照 2017 版 NCCN 指南，建议对 CNS-IPI 高危、HIV 感染、双打击淋巴瘤、睾丸淋巴瘤的患者进行 CNS 预防。此外，回顾性研究普遍认为，乳腺、子宫、副鼻窦、硬膜外、骨、骨髓的累及也是附加危险因素。推荐这些患者进行鞘内注射甲氨蝶呤（MTX）± 阿糖胞苷（Ara-C）或 HD-MTX（≥ 3.0g/m²）静脉滴注作为预防；若患者同时存在 CNS 实质受累，应考虑将 HD-MTX（≥ 3.0g/m²）加入治疗方案。

4.2 复发/难治患者（适用于初发时接受足量利妥昔单抗和蒽环类化疗的患者）

	分层	I 级专家推荐	II 级专家推荐	III 级专家推荐
初次复发/进展	符合移植条件	（R-DHAP，R-ICE，R-GDP 等）+ 大剂量化疗联合自体造血干细胞移植（1A 类证据）	异基因造血干细胞移植（2A 类证据）	
	不符合移植条件	二线化疗：R-DHAP，R-ESHAP，R-ICE，R-GDP，R-DAEPOCH，R-GemOx，R-MINE，R2 等（2A 类证据）	新药临床试验（2A 类证据）	依布替尼（non-GCB，3 类证据）
≥2 次复发/进展	符合移植条件	异基因造血干细胞移植（2A 类证据）	新药临床试验（2A 类证据）	
	不符合移植条件	二线化疗：R-DHAP，R-ESHAP，R-ICE，R-GDP，R-DAEPOCH，R-GemOx，R-MINE，R2 等（2A 类证据）	新药临床试验（2A 类证据）	依布替尼（non-GCB，3 类证据）

弥漫大B细胞淋巴瘤

【注释】

选择其他与 CHOP 无交叉耐药的药物即二线方案化疗或个体化方案。如有条件，推荐进入新药临床研究。如患者具备移植条件且达 CR 或 PR，则于化疗后行造血干细胞移植；如患者不具备移植条件或治疗后仍为 SD 或 PD，则进入临床试验或行最佳支持治疗。

4.3 附录：治疗方案汇总

一线治疗方案
R-CHOP：利妥昔单抗 + 环磷酰胺 + 阿霉素 / 表阿霉素 + 长春新碱 + 泼尼松
R-CHOEP：利妥昔单抗 + 环磷酰胺 + 阿霉素 / 表阿霉素 + 长春新碱 + 依托泊苷 + 泼尼松
R-miniCHOP：利妥昔单抗 + 减剂量的 CHOP（剂量减为标准剂量的 1/2 至 1/3）
R-DA-EPOCH：利妥昔单抗 + 依托泊苷 + 泼尼松 + 长春新碱 + 环磷酰胺 + 阿霉素

【注释】

（1）R-CHOP 方案

利妥昔单抗 $375mg/m^2$，d0

环磷酰胺 750mg/m^2，d1

多柔比星 40~50mg/m^2，d1

长春新碱 1.4mg/m^2，d1（最大剂量 2mg）

泼尼松 100mg，d1-5

每 21d 重复。

（2）R-CHOEP 方案

利妥昔单抗 375mg/m^2，d0

环磷酰胺 750mg/m^2，d1

长春新碱 1.4mg/m^2，d1

多柔比星 40~50mg/m^2，d1

依托泊苷 100mg/m^2，d1-3

泼尼松 100mg，d1-5

每 21d 重复。

（3）R-DA-EPOCH 方案

利妥昔单抗 375mg/m^2，d0

依托泊苷 50mg/（m^2·d），d1-4，96h 连续输注

长春新碱 0.4mg/（m^2·d），d1-4，96h 连续输注

多柔比星 10mg/（m^2·d），d1-4，96h 连续输注

环磷酰胺 750mg/m^2，d5

泼尼松 60mg/（m^2·d），d1-5

每21d重复。

DA-EPOCH 剂量调整原则

1）每次化疗后都需预防性使用粒细胞集落刺激因子。

2）如果上周期化疗后中性粒细胞减少未达Ⅳ度，可以在上一周期化疗剂量基础上将依托泊苷、多柔比星和环磷酰胺的剂量上调 20%。

3）如果上周期化疗后中性粒细胞减少达Ⅳ度，但在 1 周内恢复，保持原剂量不变。

4）如果上周期化疗后中性粒细胞减少达Ⅳ度，且持续时间超过 1 周，或血小板下降达Ⅳ度，在上一周期化疗剂量基础上将依托泊苷、多柔比星和环磷酰胺的剂量下调 20%。

5）剂量调整如果是在起始剂量以上，则上调时依托泊苷、多柔比星和环磷酰胺一起上调；剂量调整如果是在起始剂量以下，则下调时仅下调环磷酰胺

二线治疗方案
R-DHAP：利妥昔单抗 + 顺铂 + 阿糖胞苷 + 地塞米松
R-ICE：利妥昔单抗 + 异环磷酰胺 + 卡铂 + 依托泊苷
R-GDP：利妥昔单抗 + 吉西他滨 + 顺铂 + 地塞米松

附录：治疗方案汇总（续）

二线治疗方案
R–ESHAP：利妥昔单抗 + 依托泊苷 + 甲泼尼龙 + 顺铂 + 阿糖胞苷
R–DAEPOCH：利妥昔单抗 + 依托泊苷 + 泼尼松 + 长春新碱 + 环磷酰胺 + 阿霉素
R–GemOx：利妥昔单抗 + 吉西他滨 + 奥沙利铂
R–MINE：利妥昔单抗 + 美司钠 + 异环磷酰胺 + 弥托蒽醌 + 依托泊苷
R^2：利妥昔单抗 + 来那度胺

【注释】

（1）R–DHAP 方案

利妥昔单抗 $375mg/m^2$，d0

地塞米松 40mg/d，d1–4（原方案为该剂量，各中心可酌情调整）

顺铂 $100\ mg/m^2$，24h 连续输注，d1

阿糖胞苷 $2g/m^2$，q12h，d2

每 21d 重复。

（2）R–ICE 方案

利妥昔单抗 375mg/m^2，d0

异环磷酰胺 5g/m^2，d2（100% 剂量美司钠解救）

卡铂（按照 AUC=5 计算，单次剂量 ≤ 800mg），d2

依托泊苷 100mg/m^2，d1-3

每 21d 重复。

（3）R-GDP 方案

利妥昔单抗 375mg/m^2，d0

吉西他滨 1000mg/m^2，d1，d8

顺铂 75mg/m^2，d1

地塞米松 40mg，d1-4

每 21d 重复。

（4）R-ESHAP 方案

利妥昔单抗 375mg/m^2，d0

依托泊苷 60mg/m^2，d1-4

甲泼尼龙 500mg，d1-4

顺铂 25mg/m^2，96h 连续输注，d1-4

阿糖胞苷 2g/m^2，d5

每 21d 重复。

（5）R–GemOx 方案

利妥昔单抗 $375mg/m^2$，d0

吉西他滨 $1000mg/m^2$，d1

奥沙利铂 $100mg/m^2$，d1

每 14d 重复。

（6）R–MINE 方案

利妥昔单抗 $375mg/m^2$，d0

异环磷酰胺 $1.33g/m^2$，d1–3（100％剂量美司钠解救）

米托蒽醌 $8mg/m^2$，d1

依托泊苷 $65mg/m^2$，d1–3

每 21d 重复。

（7）R^2 方案

利妥昔单抗 $375mg/m^2$，d0

来那度胺 20–25mg，d1–21

每 28d 重复。

参考文献

[1] Benevolo G, Stacchini A, Spina M, et al. Final results of a multicenter trial addressing role of CSF flow cytometric analysis in NHL patients at high risk for CNS dissemination [J]. Blood, 2012, 120 (16): 3222–3228. doi: 10.1182/blood–2012–04–423095.

[2] Swerdlow SH, Campo E, Pileri SA, et al. The 2016 revision of the World Health Organization classification of lymphoid neoplasms [J]. Blood, 2016, 127 (20): 2375–2390. doi: 10.1182/blood–2016–01–643569.

[3] Lenz G, Wright GW, Emre NC, et al. Molecular subtypes of diffuse large B–cell lymphoma arise by distinct genetic pathways [J]. Proc Natl Acad Sci USA, 2008, 105 (36): 13520–13525. doi: 10.1073/pnas.0804295105.

[4] Scott DW, Wright GW, Williams PM, et al. Determining cell–of–origin subtypes of diffuse large B–cell lymphoma using gene expression in formalin–fixed paraffin–embedded tissue [J]. Blood, 2014, 123 (8): 1214–1217. doi: 10.1182/blood–2013–11–536433.

[5] Wright G, Tan B, Rosenwald A, et al. A gene expression–based method to diagnose clinically distinct subgroups of diffuse large B cell lymphoma [J]. Proc Natl Acad Sci USA, 2003, 100 (17): 9991–9996. doi: 10.1073/pnas.1732008100.

［6］Savage KJ, Johnson NA, Ben-Neriah S, et al. MYC gene rearrangements are associated with a poor prognosis in diffuse large B-cell lymphoma patients treated with R-CHOP chemotherapy［J］. Blood, 2009, 114（17）: 3533-3537. doi: 10.1182/blood-2009-05-220095.

［7］Barrans S, Crouch S, Smith A, et al. Rearrangement of MYC is associated with poor prognosis in patients with diffuse large B-cell lymphoma treated in the era of rituximab［J］. Journal of clinical oncology: official journal of the American Society of Clinical Oncology, 2010, 28（20）: 3360-3365. doi: 10.1200/jco.2009.26.3947.

［8］Lin P, Dickason TJ, Fayad LE, et al. Prognostic value of MYC rearrangement in cases of B-cell lymphoma, unclassifiable, with features intermediate between diffuse large B-cell lymphoma and Burkitt lymphoma［J］. Cancer, 2012, 118（6）: 1566-1573. doi: 10.1002/cncr.26433.

［9］Green TM, Young KH, Visco C, et al. Immunohistochemical double-hit score is a strong predictor of outcome in patients with diffuse large B-cell lymphoma treated with rituximab plus cyclophosphamide, doxorubicin, vincristine, and prednisone［J］. Journal of clinical oncology: official journal of the American Society of Clinical Oncology, 2012, 30（28）: 3460-3467. doi: 10.1200/jco.2011.41.4342.

［10］Johnson NA, Slack GW, Savage KJ, et al. Concurrent expression of MYC and BCL2 in diffuse large B-cell lymphoma treated with rituximab plus cyclophosphamide, doxorubicin, vincristine, and prednisone［J］. Journal of clinical oncology: official journal of the American Society of Clinical Oncology, 2012, 30（28）: 3452-3459. doi: 10.1200/jco.2011.41.0985.

弥漫大B细胞淋巴瘤

[11] Horn H, Ziepert M, Becher C, et al. MYC status in concert with BCL2 and BCL6 expression predicts outcome in diffuse large B-cell lymphoma [J].Blood, 2013, 121 (12): 2253-2263.doi: 10.1182/blood-2012-06-435842.

[12] Xue K, Gu JJ, Zhang Q, et al. Cardiotoxicity as indicated by LVEF and troponin T sensitivity following two anthracycline-based regimens in lymphoma: Results from a randomized prospective clinical trial [J]. Oncotarget, 2016, 7 (22): 32519-32531. doi: 10.18632/oncotarget.8685.

[13] Cai QC, Gao Y, Wang XX, et al. Long-term results of the R-CEOP90 in the treatment of young patients with chemotherapy-naive diffuse large B cell lymphoma: a phase II study [J]. Leukemia & lymphoma, 2014, 55 (10): 2387-2388. doi: 10.3109/10428194.2013.876632.

[14] Held G, Murawski N, Ziepert M, et al. Role of radiotherapy to bulky disease in elderly patients with aggressive B-cell lymphoma [J]. Journal of clinical oncology : official journal of the American Society of Clinical Oncology, 2014, 32 (11): 1112-1118. doi: 10.1200/jco.2013.51.4505.

[15] Pfreundschuh M, Kuhnt E, Trumper L, et al. CHOP-like chemotherapy with or without rituximab in young patients with good-prognosis diff use large-B-cell lymphoma: 6-year results of an open-label randomised study of the MabThera International Trial (MInT) Group [J].The Lancet Oncology, 2011, 12 (11): 1013-1022.doi: 10.1016/s1470-2045 (11) 70235-2.

[16] Stephens DM, Li H, LeBlanc ML, et al. Continued risk of relapse independent of treatment modality in limited-stage diffuse large B-cell lymphoma: final and long-term analysis of Southwest Oncology

Group Study S8736 [J]. Journal of clinical oncology : official journal of the American Society of Clinical Oncology, 2016, 34 (25): 2997–3004. doi: 10.1200/JCO.2015.65.4582.

[17] Vargo JA, Gill BS, Balasubramani GK, et al. Treatment selection and survival outcomes in early-stage diffuse large B-cell lymphoma: do we still need consolidative radiotherapy? [J]. Journal of clinical oncology : official journal of the American Society of Clinical Oncology, 2015. doi: 10.1200/JCO.2015.61.7654.

[18] Cunningham D, Hawkes EA, Jack A, et al. Rituximab plus cyclophosphamide, doxorubicin, vincristine, and prednisolone in patients with newly diagnosed diffuse large B-cell non-Hodgkin lymphoma: a phase 3 comparison of dose intensification with 14-day versus 21-day cycles [J]. Lancet, 2013, 381 (9880): 1817–1826. doi: 10.1016/s0140-6736 (13) 60313-x.

[19] Dunleavy K, Pittaluga S, Maeda LS, et al. Dose-adjusted EPOCH-rituximab therapy in primary mediastinal B-cell lymphoma [J]. The New England journal of medicine, 2013, 368 (15): 1408–1416. doi: 10.1056/NEJMoa1214561.

[20] Morris PG, Correa DD, Yahalom J, et al. Rituximab, methotrexate, procarbazine, and vincristine followed by consolidation reduced-dose whole-brain radiotherapy and cytarabine in newly diagnosed primary CNS lymphoma: final results and long-term outcome [J]. Journal of clinical oncology : official journal of the American Society of Clinical Oncology, 2013, 31 (31): 3971–3979. doi: 10.1200/JCO.2013.50.4910.

弥漫大B细胞淋巴瘤

[21] Thiel E, Korfel A, Martus P, et al. High-dose methotrexate with or without whole brain radiotherapy for primary CNS lymphoma (G-PCNSL-SG-1): a phase 3, randomised, non-inferiority trial [J]. The Lancet Oncology, 2010, 11 (11): 1036-1047. doi: 10.1016/S1470-2045 (10) 70229-1.

[22] Schmitz N, Zeynalova S, Nickelsen M, et al. CNS international prognostic index: a risk model for CNS relapse in patients with diffuse large B-cell lymphoma treated with R-CHOP [J]. Journal of clinical oncology : official journal of the American Society of Clinical Oncology, 2016, 34 (26): 3150-3156. doi: 10.1200/jco.2015.65.6520.

[23] Hagberg H, Gisselbrecht C, CORAL study group. Randomised phase III study of R-ICE versus R-DHAP in relapsed patients with CD20 diffuse large B-cell lymphoma (DLBCL) followed by high-dose therapy and a second randomisation to maintenance treatment with rituximab or not: an update of the CORAL study. Ann Oncol, 2006 May, 17 Suppl 4: iv31-32.

[24] Shen QD, Zhu HY, Wang L, et al. Gemcitabine-oxaliplatin plus rituximab (R-GemOx) as first-line treatment in elderly patients with diffuse large B-cell lymphoma: a single-arm, open-label, phase 2 trial. Lancet Haematol, 2018 Jun, 5 (6): e261-e269. doi: 10.1016/S2352-3026 (18) 30054-1.

[25] Crump M, Kuruvilla J, Couban S, et al. Randomized comparison of gemcitabine, dexamethasone, and cisplatin versus dexamethasone, cytarabine, and cisplatin chemotherapy before autologous stem-cell transplantation for relapsed and refractory aggressive lymphomas: NCIC-CTG LY.12. J Clin

Oncol, 2014 Nov 1; 32 (31): 3490–3496. doi: 10.1200/JCO.2013.53.9593.

[26] Rodriguez MA, Cabanillas FC, Velasquez W, et al. Results of a salvage treatment program for relapsing lymphoma: MINE consolidated with ESHAP. J Clin Oncol, 1995 Jul, 13 (7): 1734–1741.

[27] Wiernik PH, Lossos IS, Tuscano JM, et al. Lenalidomide monotherapy in relapsed or refractory aggressive non-Hodgkin's lymphoma. J Clin Oncol, 2008 Oct 20, 26 (30): 4952–4957. doi: 10.1200/JCO.2007.15.3429.

[28] Witzig TE, Vose JM, Zinzani PL, et al. An international phase II trial of single-agent lenalidomide for relapsed or refractory aggressive B-cell non-Hodgkin's lymphoma. Ann Oncol, 2011 Jul, 22 (7): 1622–1627. doi: 10.1093/annonc/mdq626.

[29] Wang M, Fowler N, Wagner-Bartak N, et al. Oral lenalidomide with rituximab in relapsed or refractory diffuse large cell, follicular and transformed lymphoma: a phase II clinical trial. Leukemia, 2013 Sep, 27 (9): 1902–1909. doi: 10.1038/leu.2013.95.

滤泡性淋巴瘤

1　治疗前评估

	I级专家推荐	II级专家推荐	III级专家推荐
常规检查	体格检查：浅表淋巴结、韦氏环、肝脾等； 体能状态评分； B症状；		
实验室检查	全血细胞计数； LDH； 肝肾功能； HBV检测（表面抗原、核心抗体、e抗原和HBV-DNA）；	β2微球蛋白（β2-MG）针对FLIPI 2预后评分是必需的； 尿酸； 血清蛋白电泳和（或）免疫球蛋白定量； HCV检测；	
影像学检查	颈部、胸部、腹部、盆腔增强CT	针对要使用蒽环类或蒽醌类药物患者可以选择超声心动图或MUGA扫描；	浅表淋巴结和腹部B超
骨髓检查	骨髓穿刺和活检（骨髓活检样本至少应在1.6cm以上）	全身PET-CT：如果分期为I或II期拟选择放疗时则PET-CT为必要检查	

【注释】

颈、胸、腹、盆腔增强 CT 是目前的标准影像学检查，用以评估初始病变状态、监测治疗期间疾病缓解程度和评估疗效[1]。与传统检查方法比较，PET-CT 可使疾病分期更准确，从而使治疗计划更有针对性[2-4]，尤其在分期为 Ⅰ ~ Ⅱ 期拟选择放疗时 PET-CT 的检查更有必要。但由于 PET-CT 价格昂贵，故本指南将 PET-CT 作为诊断和分期的 Ⅱ 级专家推荐。

2 病理诊断

	Ⅰ级专家推荐	Ⅱ级专家推荐	Ⅲ级专家推荐
获取组织的方式	可疑淋巴结（或结外病灶）切除或切取活检，腔道器官的肿瘤可经内镜活检[a]	空芯针穿刺活检	
IHC	CD20、CD3、CD5、CD10、CD21、BCL2、BCL6、CD23、Ki-67[b]	MUM-1[c]、cyclin D_1、LMO2、MYC	
流式细胞		CD45、κ/λ、CD19、CD20、CD5、CD23、CD10	
遗传学和基因检测		*IG* 基因重排；t(14;18)[d]；*BCL2* 重排、*BCL6*[e] 和 *IRF4/MUM1* 重排[e]、1p36 异常[f]	

滤泡性淋巴瘤

【注释】

a. 滤泡性淋巴瘤（follicular lymphoma，FL）是起源于滤泡中心 B 细胞的一种淋巴瘤。依靠组织病理学和免疫组化分析明确诊断。CD20+、BCL6+、CD10+、CD3−、CD23+/−、BCL2+ 是 FL 的典型免疫表型。病理诊断应行淋巴结（肿物）切除或切取活检，较深部位（例如：腹膜后、纵隔）病灶亦可考虑在 B 超/CT 引导下空芯针穿刺活检，细针吸取活检不能作为诊断依据。如所取材料不能明确诊断，建议重新取活检。联合其他辅助检查技术［免疫组化、流式细胞术、PCR 技术扩增克隆性免疫球蛋白（*IG*）和 T 细胞受体（*TCR*）基因重排、FISH 检测等］对淋巴瘤进行诊断（参照 2018 版 NCCN 指南的建议）。

b. Ki-67>30% 常被认为具有更侵袭性临床表现，但并没有证据表明能够指导治疗选择。

c. 伴有 *IRF4/MUM1* 重排的大 B 细胞淋巴瘤，好发于咽淋巴环和（或）颈部淋巴结，临床多为早期，形态学类似于 FL3B 或 DLBCL，*BCL2* 重排阴性，局部侵袭但疗效好[1]。

d. FL 最常见遗传学异常为 t（14；18），累及 *BCL2* 基因和 *IgH* 基因，发生率为 70%~95%，可以用 FISH 方法检测。

e. 如果年轻患者且为局灶性病变，并且无 BCL2 的表达或者无 t（14；18），则有必要做 *BCL6* 基因重排以鉴别儿童型 FL（PTFL）[1]，Ki-67 较高（>30%），几乎所有 PTFL 病例都呈局限型，多为男性，除了手术切除外不需要治疗，如不能手术切除，则受累部位放疗（ISRT）或 R-CHOP 方案化疗。

f. 弥漫性 FL 特殊亚型：伴 1p36 缺失，低级别，多发于腹股沟，大的局限性肿块，预后较好

组织病理分级

分级	定义
1~2 级（低级别）	0~15 个中心母细胞 / 高倍视野
1 级	0~5 个中心母细胞 / 高倍视野；
2 级	6~15 个中心母细胞 / 高倍视野
3 级	>15 个中心母细胞 / 高倍视野
3A	仍存在中心细胞
3B	中心母细胞成片浸润，无中心细胞
滤泡和弥漫的比例	滤泡的比例
滤泡为主型	>75%
滤泡 – 弥漫型	25% ~75%
局部滤泡型	<25%
弥漫为主型	0%

滤泡性淋巴瘤

【注释】

　　FL 是起源于滤泡中心 B 细胞（中心细胞及中心母细胞）的一种淋巴瘤，形态学上至少有部分滤泡存在。根据中心母细胞数量将其分为 3 个组织学级别：FL1、FL2 和 FL3（又进一步分为 3A 和 3B）。由于 FL1 和 FL2 的临床均为惰性，在临床表现、治疗和预后上没有差别，故认为应将两者合并在一起。而 3B 级按弥漫大 B 细胞淋巴瘤进行治疗。建议在病理报告中应注明滤泡区和弥漫区的相对比例。

3　分期

　　参照 2014 年 Lugano 分期标准，见附录 A。

4 FL1-3a 级的治疗原则

4.1 FL1-3a 级一线治疗基本原则

分期	分层	I 级专家推荐	II 级专家推荐	III 级专家推荐
I / II 期	I 期（肿块 <7cm）/局限侵犯的 II 期（肿块 <7cm）	受累部位放疗 ISRT（2A 类证据）	免疫治疗 ± 化疗（2A 类证据） 观察（2A 类证据）	
	I 期（肿块 ≥7cm）/局限侵犯的 II 期（肿块 ≥ 7cm）或者非局限的 II 期	免疫治疗 ± 化疗（2A 类证据）	免疫治疗 ± 化疗 +ISRT（2B 类证据） 观察（2A 类证据）	
III / IV 期	无治疗指征	等待观察（1A 类证据）	临床试验（2A 类证据）	
	有治疗指征	化疗 ± 免疫治疗（2A 类证据）	临床试验（2A 类证据） 局部放疗（缓解局部症状）（2A 类证据）	

滤泡性淋巴瘤

【注释】

FL 1~2 级为惰性淋巴瘤，病程进展缓慢，但是除极少数病灶非常局限的患者经放疗 ± 化疗有望得到治愈外，绝大部分患者不能治愈，因此治疗原则因临床分期不同而定。FL3b 级按照 DLBCL 进行治疗。而 FL3a 级是按照滤泡性淋巴瘤还是按照弥漫大 B 细胞淋巴瘤进行治疗，目前还存在争议。本指南推荐 FL 1–3a 级按照滤泡性淋巴瘤进行治疗。

FL1–3a 级的基本治疗原则：

Ⅰ ~ Ⅱ期：以积极治疗为主，患者有望得到长期疾病控制。放疗是早期患者的标准治疗。没有大肿块的Ⅰ期或者病灶极局限的Ⅱ期、部位适宜放疗且不会导致较严重放疗副作用的患者，可选择单纯受累部位放射治疗，首程放疗疗效优于首程治疗为全身治疗[5, 6]。推荐放疗采用受累部位照射，剂量为 24~30Gy。当化疗或者受累部位局部放疗的毒性超过可能的临床获益时，观察也是合适的选择[7]。有大肿块的Ⅰ/Ⅱ期或病灶较广泛的Ⅱ期，则免疫治疗 ± 化疗是常用的治疗模式。早期年轻病人应考虑放疗 ± 化疗，不适于观察。

Ⅲ ~ Ⅳ期：属不可治愈性疾病，由于病变进展缓慢，因此无治疗指征者（无症状和低肿瘤负荷）可观察等待[8, 9]；有治疗指征者可选择治疗，如化疗 / 免疫治疗（单药或联合治疗）/ 参加临床试验 / 局部放疗（缓解局部症状）。治疗指征：①有适合的临床试验；②有任何不适症状，影响正常工作生活；③终末器官功能受损；④淋巴瘤侵及骨髓继发的血细胞减少症；⑤巨块型病变（参照 GELF 标准）；⑥病情持续或快速进展。GELF 高瘤负荷标准（符合其中一项即可视为肿瘤负荷较高，该标准在较大程度上与治疗指征一致），见附录。解除局部症状可采用姑息放疗，推荐剂量 4~24Gy[10]。

4.2 FL1-3a 级一线免疫化疗方案

分层	Ⅰ级专家推荐	Ⅱ级专家推荐	Ⅲ级专家推荐
一线治疗	RCHOP（1 类证据） RCVP（1 类证据）	苯达莫司汀 + 利妥昔单抗（1 类证据） 利妥昔单抗[a]（低肿瘤负荷）（2A 类证据） 来那度胺 + 利妥昔单抗（2B 类证据）	来那度胺 + 利妥昔单抗（2B 类证据）
老年或体弱患者的一线治疗	利妥昔单抗[a]（优选）（2A 类证据）	烷化剂单药[b] ± 利妥昔单抗（2A 类证据）	
一线维持或巩固治疗	利妥昔单抗[c]（1 类证据）（初诊时表现为高肿瘤负荷）	利妥昔单抗[d]（2A 类证据）	

【注释】

a. 利妥昔单抗（375mg/m^2，每周 1 次，连用 4 次，低肿瘤负荷）；

b. 烷化剂单药：苯丁酸氮芥 6mg/m^2 或环磷酰胺 100mg/m^2；

c. 利妥昔单抗：375mg/m^2，每 8 周 1 次，持续 2 年维持治疗；

d. 如果初始治疗为单药利妥昔单抗，则予利妥昔单抗 375mg/m^2，每 8 周 1 次，使用 4 次巩固治疗

（1）R–CHOP 方案

利妥昔单抗 375mg/m^2，d0

环磷酰胺 750mg/m^2，d1

多柔比星 50mg/m^2，d1

长春新碱 1.4mg/m^2，d1（最大剂量 2mg）

泼尼松 100mg，d1–5

每 21d 重复。

（2）R–CVP 方案

利妥昔单抗 375mg/m^2，d0

环磷酰胺 750mg/m^2，d1

长春新碱 1.4mg/m^2，d1（最大剂量 2mg）

泼尼松 40mg/m^2，d1–5

每 21d 重复。

（3）苯达莫司汀 + 利妥昔单抗方案

利妥昔单抗 375mg/m², d0

苯达莫司汀 90 mg/m², d1-2

每 28d 重复。

（4）来那度胺 + 利妥昔单抗方案

利妥昔单抗 375mg/m², d1，每 28d 重复。

来那度胺 20mg，d1-21，每 28d 重复。

免疫化疗是目前国内外最常选择的治疗模式，利妥昔单抗联合化疗已经成为国内外初治 FL 的首选标准方案。无论是 CHOP 还是 CVP 联合利妥昔单抗，均明显改善了患者的近期和远期疗效包括总生存期[11, 12]。因此对于体质好，相对年轻患者建议常规剂量联合化疗加利妥昔单抗。研究发现苯达膜司汀联合利妥昔单抗（BR）较 RCHOP，延长了 PFS，而中性粒细胞减少及脱发等副作用更小[13]。来那度胺 + 利妥昔单抗联合方案高效低毒，疗效与免疫化疗类似，也是 FL 的治疗选择之一[14, 15]。由于 FL 难以治愈，因此初诊时表现为高肿瘤负荷或 FLIPI 中高危的患者，接受 R-CHOP 或 R-CVP 等免疫化疗后可选择利妥昔单抗维持治疗：375mg/m²，每 8 周 1 次，持续 2 年，以延长缓解期[16, 17]。而初始治疗为单药利妥昔单抗（375mg/m²，每周 1 次，连用 4 次），再接受利妥昔单抗每 8 周 1 次，共 4 次巩固治疗，可以明显延长 EFS 和反应持续时间[18]。由于 FL 属于不可治愈性疾病，绝大多数将多次复发进展，因此任何治疗方案的选择均应以保护患者骨髓功能、保障后续治疗的长期可行性为前提，尽量避免应用对骨髓造血干细胞造成损伤的药物。

4.3 复发难治 FL（FL1–3a 级）二线治疗及 FL 转化为 DLBCL 治疗

	I 级专家推荐	II 级专家推荐	III 级专家推荐
二线治疗	RCHOP RCVP 苯达莫司汀 + 利妥昔单抗 利妥昔单抗 来那度胺 ± 利妥昔单抗 （2A 类证据） 参照弥漫大 B 细胞淋巴瘤的 二线治疗方案（2A 类证据）	Idelalisib[a] （2A 类证据） copanlisib[b] （2A 类证据） 临床试验	
老年或体弱患者的二线治疗	利妥昔单抗（优选）（2A 类证据）	烷化剂单药 ± 利妥昔单抗 （2A 类证据）	
二线巩固和维持治疗	利妥昔单抗[e]（1 类证据）	大剂量化疗联合自体干细胞移植[c] （2A 类证据） 异基因干细胞移植[d]（2A 类证据）	

【注释】

a. Idelalisib[19]为一种 PI3K 抑制剂，在烷化剂和利妥昔单抗都耐药的患者中使用；

b. copanlisib[20]作为一种 PI3K 抑制剂，它能抑制 PI3K-α 和 PI3K-δ 两种激酶亚型，在至少 2 种以上方案耐药的患者中可选用；

c. 自体干细胞移植（ASCT）：首次复发后再次缓解的患者，酌情考虑，不作常规推荐；≥ 2 次复发且复发间隔时间短者或高滤泡淋巴瘤国际预后指数（FLIPI）的患者考虑；

d. 异基因干细胞移植主要限于自体干细胞移植后复发，但是目前倾向认为异基因干细胞移植是唯一有望治愈滤泡性淋巴瘤的方法；

e. 利妥昔单抗[21] 375mg/m², 每 12 周 1 次，持续 2 年维持治疗。

复发、难治性 FL 患者的标准治疗目前尚未完全统一，挽救治疗方案的选择取决于既往方案的疗效、缓解时间、患者年龄、身体状态、复发时的病理类型以及治疗目标。对于一线治疗后长期缓解且无转化的复发患者，可重新使用原方案或选用其他一线方案。对于早期（<12 个月）复发的患者，可选用非交叉耐药的方案治疗，还可选择弥漫大 B 细胞淋巴瘤的二线治疗方案，也可以考虑新药临床实验，部分年轻高危多次复发后化疗仍然敏感者，可酌情选用 ASCT。复发、难治患者在诱导化疗结束，获得 CR 或部分缓解（PR）后，建议每 3 个月采用利妥昔单抗单药维持治疗 1 次，共计 2 年时间，能够显著改善 PFS[21]。

FL 有转化倾向，怀疑有转化的患者应重新活检。对于 FL 转化为 DLBCL 患者，如果既往只接受过单纯 ISRT 或温和化疗（单药治疗一疗程）或未接受过化疗的患者可选择含蒽环类或蒽醌类药物为基础的联合化疗（参照 DLBCL 一线治疗方案）+ 利妥昔单抗 ± ISRT［局部病变、大肿块和（或）局限性骨病］。如果患者既往已接受多种（≥ 2 种）免疫化疗方案反复强烈治疗，则考虑临床试验 / 免疫化疗（参照 DLBCL 二线治疗方案）± ISRT/ISRT/ 最佳支持治疗，这部分患者预后很差，如果化疗敏感，再次缓解后应积极考虑给予造血干细胞移植，特别是 ASCT，少数高选择的患者可尝试异基因造血干细胞移植（allo-HSCT）。

5　预后评估

5.1　GELF 高瘤负荷标准

受累淋巴结区 ≥ 3 个，直径 ≥ 3cm

任何淋巴结或者结外瘤块直径 ≥ 7cm

B 症状

脾大

胸腹腔积液

白细胞 <1.0×10^9/L 和（或）血小板 <100×10^9/L

白血病（恶性细胞 >5.0×10^9/L）

5.2 滤泡性淋巴瘤国际预后指数（FLIPI）

项目	0 分	1 分
年龄	<60 岁	≥ 60 岁
LDH	正常	高于正常
Ann Arbor 分期	I ~ II 期	III ~ IV 期
血红蛋白水平	≥ 120g/L	<120g/L
淋巴结区	<5 处	≥ 5 处

5.3 滤泡淋巴瘤国际预后指数 2（FLIPI-2）

项目	0 分	1 分
年龄	<60 岁	≥ 60 岁
血红蛋白水平	≥ 120g/L	<120g/L
β 2 微球蛋白	正常	高于正常
骨髓侵犯	无	有
最大淋巴结的最大直径	<6cm	>6cm

【注释】

FLIPI 是利妥昔单抗前时代的预后指数，是回顾性研究得出的结论。FLIPI-2 是利妥昔单抗时代的预后指数，系前瞻性研究获得，但是由于使用时间短、病例数少，还需要进一步临床验证。通常 FLIPI 用于判断 OS 更佳，而 FLIPI-2 更适用于 PFS 分析。

参考文献

[1] National Comprehensive Cancer Network. NCCN Clinical Practice Guidelines in Oncology: B-Cell Lymphomas (v.3.2018)

[2] Kostakoglu L, Cheson BD. Current role of FDG PET/CT in lymphoma [J]. Eur J Nucl Med Mol Imaging, 2014, 41 (5): 1004-1027.

[3] Valls L, Badve C, Avril S, et al. FDG PET imaging in hematological malignancies [J]. Blood Rev, 2016, 30 (4): 317-331.

[4] Cheson BD, Fisher RI, Barrington SF, et al. Recommendations for initial evaluation, staging, and response assessment of Hodgkin and non-Hodgkin lymphoma: the Lugano classification [J]. J Clin Oncol, 2014, 32 (27): 3059-3068.

[5] Vargo JA, Gill BS, Balasubramani GK, Beriwal S. What is the optimal management of early-stage low-grade follicular lymphoma in the modern era? Cancer, 2015, 121: 3325-3334.

[6] Pugh TJ, Ballonoff A, Newman F, et al. Improved survival in patients with early stage low-grade follicular lymphoma treated with radiation. Cancer, 2010, 116 (16): 3843-3851.

[7] Advani R, Rosenberg SA, Horning SJ, et al. Stage I and II follicular non-Hodgkin's lymphoma: long-term follow-up of no initial therapy. J Clin Oncol, 2004, 22 (8): 1454-1459.

滤泡性淋巴瘤

[8] Ardeshna KM, Smith P, Norton A, et al. Long-term effect of a watch and wait policy versus immediate systemic treatment for asymptomatic advanced-stage non-Hodgkin lymphoma: a randomised controlled trial. Lancet, 2003, 362 (9383): 516-522.

[9] Ardeshna KM, Qian W, Smith P, et al. Rituximab versus a watch-and-wait approach in patients with advanced-stage, asymptomatic, non-bulky follicular lymphoma: an open-label randomised phase 3 trial. Lancet Oncol, 2014, 15 (4): 424-435.

[10] Hoskin PJ, Kirkwood AA, Popova B, et al. 4 Gy versus 24 Gy radiotherapy for patients with indolent lymphoma (FORT): a randomised phase 3 non-inferiority trial. Lancet Oncol, 2014, 15 (4): 457-463.

[11] Marcus R1, Imrie K, Solal-Celigny P, et al. Phase III study of R-CVP compared with cyclophosphamide, vincristine, and prednisone alone in patients with previously untreated advanced follicular lymphoma. J Clin Oncol, 2008, 26 (28): 4579-4586.

[12] Hiddemann W1, Kneba M, Dreyling M, et al. Frontline therapy with rituximab added to the combination of cyclophosphamide, doxorubicin, vincristine, and prednisone (CHOP) significantly improves the outcome for patients with advanced-stage follicular lymphoma compared with therapy with CHOP alone: results of a prospective randomized study of the German Low-Grade Lymphoma Study Group. Blood, 2005, 106 (12): 3725-3732.

[13] Rummel MJ, Niederle N, Maschmeyer G, et al. Bendamustine plus rituximab versus CHOP plus rituximab as first-line treatment for patients with indolent and mantle-cell lymphomas: an open-label,

滤泡性淋巴瘤

multicentre, randomised, phase 3 non-inferiority trial. Lancet, 2013, 381 (9873): 1203-1210.

[14] Martin P, Jung SH, Pitcher B, et al. A phase II trial of lenalidomide plus rituximab in previously untreated follicular non-Hodgkin's lymphoma (NHL): CALGB 50803 (Alliance). Ann Oncol, 2017, 28 (11): 2806-2812.

[15] Fowler NH, Davis RE, Rawal S, et al. Safety and activity of lenalidomide and rituximab in untreated indolent lymphoma: an open-label, phase 2 trial. Lancet Oncol, 2014, 15 (12): 1311-1318.

[16] Salles G, Seymour JF, Offner F, et al. Rituximab maintenance for 2 years in patients with high tumour burden follicular lymphoma responding to rituximab plus chemotherapy (PRIMA): a phase 3, randomised controlled trial. Lancet, 2011 Jan 1, 377 (9759): 42-51.

[17] Salles G, Seymour JF, Feugier P, et al. Long term follow-up of the PRIMA Study: Half of patients receiving rituximab maintenance remain progression free at 10 years [abstract].Blood, 2017, 130 (suppl1): abstract 486.

[18] Ghielmini M, Schmitz SF, Cogliatti SB, et al. Prolonged treatment with rituximab in patients with follicular lymphoma significantly increases event-free survival and response duration compared with the standard weekly x 4 schedule. Blood, 2004, 103 (12): 4416-4423.

[19] Gopal AK1, Kahl BS, de Vos S, et al. PI3K δ inhibition by idelalisib in patients with relapsed indolent lymphoma. N Engl J Med, 2014 Mar 13, 370 (11): 1008-1018.

[20] Dreyling M1, Santoro A1, Mollica L, et al. Phosphatidylinositol 3-Kinase inhibition by copanlisib in

滤泡性淋巴瘤

relapsed or refractory indolent lymphoma. J Clin Oncol, 2017 Dec 10, 35 (35): 3898-3905.

[21] van Oers MH1, Van Glabbeke M, Giurgea L, et al. Rituximab maintenance treatment of relapsed/resistant follicular non-Hodgkin's lymphoma: long-term outcome of the EORTC 20981 phase Ⅲ randomized intergroup study. J Clin Oncol, 2010 Jun 10, 28 (17): 2853-2858.

[22] Federico M, Luminari S, Dondi A, et al. R-CVP versus R-CHOP versus R-FM for the initial treatment of patients with advanced-stage follicular lymphoma: results of the FOLL05 trial conducted by the Fondazione Italiana Linfomi. J Clin Oncol, 2013 Apr 20, 31 (12): 1506-1513. doi: 10.1200/JCO.2012.45.0866.

[23] Leonard JP, Jung SH, Johnson J, et al. Randomized trial of lenalidomide alone versus lenalidomide plus rituximab in patients with recurrent follicular fymphoma: CALGB 50401 (Alliance). J Clin Oncol, 2015 Nov 1, 33 (31): 3635-3640. doi: 10.1200/JCO.2014.59.9258.

[24] Martinelli G, Montoro J, Vanazzi A, et al. Chlorambucil-rituximab as first-line therapy in patients affected by follicular non-Hodgkin's lymphoma: a retrospective single-centre study. Hematol Oncol, 2015 Dec, 33 (4): 129-135. doi: 10.1002/hon.2154.

[25] Smith SM, Johnson J, Cheson BD, et al. Recombinant interferon-alpha2b added to oral cyclophosphamide either as induction or maintenance in treatment-naive follicular lymphoma: final analysis of CALGB 8691. Leuk Lymphoma, 2009 Oct, 50 (10): 1606-1617. doi: 10.1080/10428190903093807.

滤泡性淋巴瘤

套细胞淋巴瘤

1 治疗前评估

	I 级专家推荐	II 级专家推荐	III 级专家推荐
常规检查	完整的病史采集： B 症状（发热：体温超过 38℃，连续 3d 以上；体重减轻：6 个月内超过 10%；盗汗：夜间为主）； 体格检查：一般状况、全身皮肤、浅表淋巴结（特别是韦氏环）、肝脾和腹部肿块； 体能状态评估（ECOG 体能评分）		
实验室检查	全血细胞计数、尿常规、粪常规； 肝、肾功能，乳酸脱氢酶（LDH），β2 微球蛋白（β2-MG），尿酸； HBV 表面抗原/抗体和核心抗体、HBV-DNA 及 HIV；	脑脊液（母细胞亚型或有中枢症状）；	
影像学检查	全身增强 CT； 心电图，心脏超声检查； 中枢神经系统（CNS）受累行 MRI； 胃肠道受累行胃肠内镜检查	PET-CT	浅表淋巴结和腹部 B 超
骨髓检查	骨髓穿刺和活检（骨髓活检样本至少应在 1.6cm 以上）		

2 病理诊断

内容	Ⅰ级专家推荐	Ⅱ级专家推荐	Ⅲ级专家推荐
免疫组化	CD20, CD3, CD5, cyclin D_1, CD10, CD21, CD23, BCL2, BCL6, Ki-67	SOX11, LEF1	
流式	CD45, CD19, CD20, CD5, CD23, CD10, kappa/lambda	CD200	
基因	t (11; 14) 和 *CCND1/bcl1* 基因重排	*IGHV* 基因超突变, *CCND2*、*CCND3* 基因重排	

【注释】

套细胞淋巴瘤（mantle cell lymphoma，MCL）主要依据典型的组织形态学特征、免疫表型和（或）t（1l：14）/*CCND1* 异常来诊断[1]。典型的免疫表型为：CD5+，CD20+，CD23–/+，Cyclin D1+，CD10–/+。目前 MCL 主要分为以下几型：①经典型套细胞淋巴瘤，对应于生发中心前阶段的 B 细胞，通常不伴免疫球蛋白重链可变区（*IGHV*）基因超突变，SOX11 阳性。②白血病样非淋巴结性套细胞淋巴瘤[2]，肿瘤细胞表现为非复杂核型，伴有 *IGHV* 基因突变，不表达或低表达 SOX11，无 *TP53* 基因突变或缺失。临床上常侵犯外周血、骨髓和脾，病情发展缓慢，但如果出现 *TP53* 异常则可以进展为侵袭性较高的疾病。③原位套细胞瘤变（ISMCN）[3]，指 cyclin D1 阳性的 B 细胞局限于滤泡套区的内层，并未达到 MCL 的诊断标准。ISMCN 常偶然被发现，有时与其他淋巴瘤共存，可呈播散性表现，但很少出现进展。

3 分期

参照 2014 年 Lugano 分期标准，见附录 A。

4 治疗

4.1 初治 MCL 的治疗

是否适合移植	治疗	I 级专家推荐	II 级专家推荐	III 级专家推荐
适合移植	诱导治疗	利妥昔单抗联合含大剂量阿糖胞苷化疗（如 R-CHOP/R-DHAP、R- 大剂量 CHOP/R- 大剂量阿糖胞苷、R-HyperCAVD 等）（I B 类证据）		R- 苯达莫司汀（2B 类证据）
	巩固治疗	自体造血干细胞支持下的大剂量化疗（I B 类证据）		
	维持治疗	利妥昔单抗（I a 类证据）		

初治 MCL 的治疗（续）

是否适合移植	治疗	Ⅰ级专家推荐	Ⅱ级专家推荐	Ⅲ级专家推荐
不适合移植	诱导治疗	利妥昔单抗联合化疗（如 R-CHOP、R-苯达莫司汀、VR-CAP 等）	利妥昔单抗联合来那度胺	RBAC（利妥昔单抗、苯达莫司汀、阿糖胞苷）（2B 类证据）
	巩固治疗			
	维持治疗	利妥昔单抗		

【注释】

（1）R-CHOP/R-DHAP 方案

R-CHOP 方案

利妥昔单抗 375mg/m^2，d0

环磷酰胺 750mg/m^2，d1

多柔比星 50mg/m^2，d1

长春新碱 1.4mg/m^2，d1（最大剂量 2mg）

泼尼松 40mg/m^2，d1–5

每 21d 重复。

R–DHAP 方案

利妥昔单抗 375mg/m^2，d0

地塞米松 40mg/d，d1–4（原方案为该剂量，各中心可酌情调整）

顺铂 100mg/m^2，24h 连续输注，d1

阿糖胞苷 2g/m^2，q12h，d2

每 21d 重复。

（2）R– 大剂量 CHOP/R– 大剂量阿糖胞苷方案

R– 大剂量 CHOP 方案

利妥昔单抗 375mg/m^2，d0

环磷酰胺 1200mg/m^2，d1

多柔比星 75mg/m^2，d1

长春新碱 2mg，d1

泼尼松 100mg，d1–5

每 21d 重复。

R– 大剂量阿糖胞苷方案

利妥昔单抗 375mg/m², d0

阿糖胞苷 3g/m², q12h, d1–2（备注：年龄大于 60 岁时，剂量调整为 2g/m²）

（3）R–HyperCAVD 方案

A 方案

利妥昔单抗 375mg/m², d1

环磷酰胺 300mg/m², q12h, IV（持续 2h 以上），d2–4

美司钠 600mg/（m²·d），CTX 用药前 1h 至最后 1 次 CTX 后 12h

多柔比星 16.7mg/（m²·d），连续输注 72h, d5–7

地塞米松 40mg/d, d2–5, d12–15

长春新碱 1.4mg/m²，最大 2mg, d5, d12

B 方案

利妥昔单抗 375mg/m², d1

甲氨蝶呤 1g/m², d2（亚叶酸钙解救）

阿糖胞苷 3g/m², q12h, d3–4（备注：鉴于阿糖胞苷骨髓抑制毒性较重，尤其是对血小板的抑制较重，可导致化疗延迟甚至中止，因此各中心可根据患者年龄、体力情况、淋巴瘤病情等综合判断，酌情调整剂量）

（4）R–苯达莫司汀方案

利妥昔单抗 375mg/m^2，d0

苯达莫司汀 90mg/m^2，d1-2

每 28d 重复。

（5）VR-CAP 方案

硼替佐米 1.3mg/m^2，d1，d4，d8，d11

利妥昔单抗 375mg/m^2，d1

环磷酰胺 750mg/m^2，d1

多柔比星 50mg/m^2，d1

泼尼松 100mg，d1-5

每 21d 重复。

（6）利妥昔单抗联合来那度胺方案

利妥昔单抗 375mg/m^2，d0

来那度胺 15~25mg，d1-21

每 28d 重复。

4.2 复发难治 MCL 的治疗

治疗	Ⅰ级专家推荐	Ⅱ级专家推荐	Ⅲ级专家推荐
挽救治疗	伊布替尼 ± 利妥昔单抗、来那度胺 ± 利妥昔单抗、硼替佐米 ± 利妥昔单抗或者之前未使用过的化疗方案如苯达莫司汀 ± 利妥昔单抗等	伊布替尼 + 来那度胺 + 利妥昔单抗（Ⅱ B 类证据）	苯达莫司汀 + 硼替佐米 + 利妥昔单抗（2B 类证据）
巩固治疗	减低预处理剂量的异基因造血干细胞移植（Ⅰ B 类证据）		

【注释】

（1）伊布替尼 + 利妥昔单抗方案

伊布替尼 560mg 口服，每日 1 次

利妥昔单抗 375mg/m^2，每周 1 次，连用 4 周，此后第 3~8 周期第 1 天用药，随后每 2 周期用药 1 次，最长 2 年。

每 28d 重复。

（2）硼替佐米 ± 利妥昔单抗方案

硼替佐米 $1.3 \sim 1.5mg/m^2$，d1，d4，d8，d11

利妥昔单抗 $375mg/m^2$，d1，d8

（3）伊布替尼 + 来那度胺 + 利妥昔单抗方案

伊布替尼 560mg 口服，每日 1 次

来那度胺 15mg 口服，每日 1 次，d1-21

利妥昔单抗 $375mg/m^2$，每周 1 次，连用 4 周，此后每 8 周 1 次

每 28d 重复。

白血病样非淋巴结性套细胞淋巴瘤和原位套细胞淋巴瘤由于病情进展缓慢且不可治愈，参照惰性淋巴瘤的治疗原则可能不需要马上开始治疗，而只有在有治疗指征如患者有症状或病情快速进展或肿瘤负荷非常大等时才需要治疗。

对于需要治疗的初治患者，Ⅰ/Ⅱ期的患者（极罕见）可以考虑局部放疗或免疫化疗联合局部放疗。而对于Ⅱ期伴有大包块或Ⅲ/Ⅳ期患者，我们根据患者的年龄（通常为 65 岁）及体力状况等将患者分为可以移植组和不可移植组，再给予相应的诱导治疗。对于不可移植组患者，常规推荐的方案为利妥昔单抗联合化疗，如 R-CHOP、R- 苯达莫司汀和硼替佐米联合 R-CAP 等方案[7-9]。在 Rummel 教授的研究里，R- 苯达莫司汀组较 R-CHOP 组的病情进展率要低，且血液学毒性及脱发更少[8]。在另一项随机对照研究中，硼替佐米联合 R-CAP 组较 R-CHOP 组中位 PFS 明显延长，但需注意其血液学毒性和神经毒性[9]。对于可以移植的患者，均推荐在诱导治疗达到缓解后行自体造血

干细胞移植巩固[10]。而移植前选择什么的诱导化疗方案到目前为止仍然未达到统一。但数个临床研究都提示诱导方案使用含有大剂量阿糖胞苷的方案可能更好，如 R-CHOP 与 R-DHAP 交替、R- 大剂量 CHOP 与大剂量阿糖胞苷交替或 R-HyperCAVD 方案[11-13]。对于一线治疗达到缓解的患者，无论能否行自体造血干细胞移植，均可以考虑利妥昔单抗维持[14, 15]。

由于传统的挽救化疗在复发难治的 MCL 患者中疗效有限，大家自然会更多地关注一些新的靶向治疗药物。如硼替佐米，单药总有效率为 33%[16]，如来那度胺，单药总有效率为 28%[17]，目前认为有效率最高的为伊布替尼，总有效率为 68%，完全缓解率为 21%[18]，或这些药物的联合应用[19]。但这些药物目前价格都比较昂贵，有条件的患者可以尝试。还可以选择之前未使用过的无交叉耐药的化疗方案，如苯达莫司汀[20]。如果是年轻患者，也可以考虑减低预处理剂量的异基因造血干细胞移植[21] 等。

5　预后评估

简易套细胞淋巴瘤国际预后评分系统（MIPI）：低危组：0~3 分；中危组：4~5 分；高危组：6~11 分。

分数	年龄（岁）	ECOG 评分（分）	LDH 值 / 正常值	WBC（x10⁹/L）
0	<50	0~1	<0.67	<6.70
1	50~59		0.67~0.99	6.70~9.99
2	60~69	2~4	1.00~1.49	10.00~14.99
3	≥ 70		≥ 1.50	≥ 15.00

【注释】

在应用 IPI 来评价 MCL 患者的预后时，并不能很好地区分这部分患者的预后。因此，欧洲 MCL 工作组提出了 MIPI[4]，主要包括年龄、ECOG 评分、LDH 及白细胞这几项指标，根据评分可以将所有患者分为 3 个组，但这个评分系统较复杂，后来又提出了简化的 MIPI[5]，便于临床操作。还有研究将 Ki-67（阳性标准为 >30%）联合 MIPI 将患者进行危险分层，能更好地预测患者预后，也值得推荐[6]。

参考文献

［1］Swerdlow SH，Campo E，Pileri SA，et al. The 2016 revision of the World Health Organization classification of lymphoid neoplasms. Blood，2016，127（20）：2375-2390.

［2］Jares P，Colomer D，Campo E. Molecular pathogenesis of mantle cell lymphoma. J Clin Invest，2012，122（10）：3416-3423.

［3］Carvajal-Cuenca A，Sua LF，Silva NM，et al. In situ mantle cell lymphoma：clinical implications of an incidental finding with indolent clinical behavior. Haematologica，2012，97（2）：270-278.

［4］Hoster E，Dreyling，M，Klapper W，et al. A new prognostic index（MIPI）for patients with advanced mantle cell lymphoma. Blood，2008，111：558-565.

［5］Geisler CH，Kolstad，A，Laurell A，et al. The mantle cell lymphoma International Prognostic Index（MIPI）is superior to the International Prognostic Index（IPI）in predicting survival following intensive first line immunochemotherapy and autologous stem cell transplantation（ASCT）. Blood，2010，115：1530-1533.

［6］Hoster E，Rosenwald A，Berger F，et al. Prognostic value of Ki-67index. cytology，and growth pattern in mantle-cell lymphoma：results from randomized trials of the European Mantle Cell Lymphoma Network.J Clin Oncol，2016，34（12）：1386-1394.

套细胞淋巴瘤

[7] Lenz G, Dreyling, M, Hoster E, et al. Immuno-chemotherapy with rituximab and cyclophos-phamide, doxorubicin, vincristine, and prednisone significantly improves response and time to treatment failure, but not long term outcome in patients with previously untreated mantle cell lymphoma: Results of a prospective randomized trial of the German Low Grade Lymphoma Study Group (GLSG). J Clin Oncol, 2005, 23: 1984-1992.

[8] Rummel M, Niederle, N, Maschmeyer G, et al. Bendamustine plus rituximab versus CHOP plus rituximab as first-line treatment for patients with indolent and mantle-cell lymphomas: An open-label, muticentre, randomised, phase 3 non-inferiority trial. Lancet, 2013, 381: 1203-1210.

[9] Robak T, Huang H, Jin J, et al. Bortezomib-based therapy for newly diagnosed mantle-cell lymphoma. N Engl J Med, 2015, 372: 944-953.

[10] Dreyling M. Lenz G. Hoster E, et al. Early consolidation by myeloablative radiochemotherapy followed by autologous stem cell transplantation in first remission significantly prolongs progression-free survival in mantle-cell lymphoma: results of a prospective randomized trial of the European MCL Network. Blood, 2005, 105: 2677-2684.

[11] Hermine O, Hoster E, Walewski J, et al. Addition of high-dose cytarabine to immunochemotherapy before autologous stem-cell transplantation in patients aged 65 years or younger with mantle cell lymphoma (MCL Younger): a randomised, open-label, phase 3 trial of the European Mantle Cell Lymphoma Network. Lancet, 2016 Aug 6, 388: 565-575.

[12] Eskelund CW, Kolstad A, Jerkeman M, et al. 15-year follow-up of the Second Nordic Mantle Cell Lymphoma trial (MCL2): prolonged remissions without survival plateau. Br J Haematol, 2016 Nov, 175 (3): 410-418.

[13] Romaguera JE, Fayad L, Rodrignez MA, et al. High rate of durable remissions after treatment of newly diagnosed aggressive mantle cell lymphoma with rituximab plus hyperCVAD alternating with rituximab plus high—dose methotrexate andcytarabine. J clin Oncol, 2005, 23 (28): 7013-7023.

[14] Vidal L, Gafter-Gvili A, Dreyling M, et al. Rituximab maintenance (MR) for patients with mantel cell lymphoma (MCL)—A systemic review and meta-analysis of the randomized controlled trials (RCTs). Blood, 2016, 128: 1802.

[15] Le Gouill S, Thieblemont C, Oberic L, et al. Rituximab after Autologous Stem-Cell Transplantation in Mantle-Cell Lymphoma. N Engl J Med, 2017, 377 (13): 1250-1260.

[16] Fisher RI, Bernstein SH, Kahl BS, et al. Multicenter phase II study of bortezomib in patients with relapsed or refractory mantle cell lymphoma. J Clin Oncol, 2006, 24: 4867-4874.

[17] Goy A, Sinha R, Williams ME, et al. Single agent lenalidomide in patients with mangle-cell lymphoma who relapsed or progressed after or were refractory to bortezomib: Phase II MCL-001 (EMERGE) Study. J Clin Oncol, 2013, 49: 2835.

[18] Wang L, Rule, S, Martin P, et al. Targeting BTK with Ibruitinib in relapsed or refractory mantle cell lymphoma. N Engl J Med, 2014, 369: 507-516.

[19] Jerkeman M, Eskelund CW, Hutchings M, et al. Ibrutinib, lenalidomide, and rituximab in relapsed or refractory mantle cell lymphoma (PHILEMON): a multicentre, open-label, single-arm, phase 2 trial. Lancet Haematol, 2018, 5 (3): e109-116.

[20] Robinson KS, Williams ME, van der Jagt RH, et al. Phase II multicenter study of bendamustine plus rituximab in patients with relapsed indolent B-cell and mantle cell non-Hodgkin's lymphoma. J Clin Oncol, 2008, 26: 4473-4479.

[21] Tessoulin B, Ceballos P, Chevallier P, et al. Allogeneic stem cell transplantation for patients with mantle cell lymphoma who failed autologous stem cell transplantation: a national survey of the SFGM-TC. Bone Marrow Transplant, 2016, 51 (9): 1184-1190.

[22] Delarue R, Haioun C, Ribrag V, et al. CHOP and DHAP plus rituximab followed by autologous stem cell transplantation in mantle cell lymphoma: a phase 2 study from the Groupe d'Etude des Lymphomes de l'Adulte. Blood, 2013 Jan 3, 121 (1): 48-53. doi: 10.1182/blood-2011-09-370320.

[23] Geisler CH, Kolstad A, Laurell A, et al. Long-term progression-free survival of mantle cell lymphoma after intensive front-line immunochemotherapy with in vivo-purged stem cell rescue: a nonrandomized phase 2 multicenter study by the Nordic Lymphoma Group. Blood, 2008 Oct 1, 112 (7): 2687-2693. doi: 10.1182/blood-2008-03-147025.

[24] Romaguera JE, Fayad L, Rodriguez MA, et al. High rate of durable remissions after treatment of

套细胞淋巴瘤

newly diagnosed aggressive mantle–cell lymphoma with rituximab plus hyper–CVAD alternating with rituximab plus high–dose methotrexate and cytarabine. J Clin Oncol, 2005 Oct 1, 23（28）: 7013–7023.

[25] Wang ML, Lee H, Chuang H, et al. Ibrutinib in combination with rituximab in relapsed or refractory mantle cell lymphoma: a single–centre, open–label, phase 2 trial. Lancet Oncol, 2016 Jan, 17（1）: 48–56. doi: 10.1016/S1470–2045（15）00438–6.

[26] Baiocchi RA, Alinari L, Lustberg ME, et al. Phase 2 trial of rituximab and bortezomib in patients with relapsed or refractory mantle cell and follicular lymphoma. Cancer, 2011, 117（11）: 2442–2451.

边缘区淋巴瘤

1 治疗前评估

原发	分层	Ⅰ级专家推荐	Ⅱ级专家推荐	Ⅲ级专家推荐
结外	原发胃	胃镜和病灶活检; HP 检测(活检标本染色或尿素呼气试验); 体检(包括 PS 评分); 常规血液和生化检查; HBV 和 HCV 检测; 全身增强 CT	超声胃镜和多点活检; 骨髓活检和(或)穿刺; 全身 PET-CT; 血清蛋白电泳	
	非原发胃	体检(包括 PS 评分); 常规血液和生化检查; HBV 和 HCV 检测; 全身增强 CT	骨髓活检和(或)穿刺; 全身 PET-CT; 血清蛋白电泳	

原发	分层	I 级专家推荐	II 级专家推荐	III 级专家推荐
结内		体检（包括 PS 评分）； 常规血液和生化检查； HBV 和 HCV 检测； 骨髓活检和（或）穿刺； 全身增强 CT	全身 PET-CT； 血清蛋白电泳	浅表淋巴结和腹部 B 超
脾		体检（包括 PS 评分）； 常规血液和生化检查； HBV 和 HCV 检测； 骨髓活检和（或）穿刺； 全身增强 CT	全身 PET-CT； 血清蛋白电泳	腹部 B 超

【注释】

　　边缘区淋巴瘤（marginal zone lymphoma，MZL）是一组 B 细胞淋巴瘤，起源于淋巴滤泡的边缘区，可以发生于脾脏、淋巴结和黏膜淋巴组织。MZL 包括 3 种类型，分别是黏膜相关淋巴组织（mucosa-associated lymphoid tissue，MALT）结外 MZL、结内 MZL 和脾 MZL。MZL 约占所有 NHL 的 10%，其中 MALT 型结外 MZL 所占比例最高，而原发胃的 MZL 最为常见[1]。MZL 的病因与某些炎症抗原的慢性免疫刺激有关，比如幽门螺旋杆菌（helicobacter pylori，HP）导致胃 MALT 淋巴瘤，其他病原体包括鹦鹉热衣原体、博氏疏螺旋体和空肠弯曲杆菌等[2]。此外，HCV 也被发现和某些脾 MZL 和非胃 MZL 有关[3]。

MZL 的治疗前评估除了淋巴瘤常规的体检、血液和生化检查、全身增强 CT 以外，结内和脾 MZL 需要接受骨髓活检和穿刺以明确分期，部分患者可以考虑进行全身 PET-CT 检查。对于胃 MZL，需要常规接受胃镜检查以及病灶部位的活检以明确病理以及 HP 染色结果。欧洲胃肠淋巴瘤研究组推荐所有胃 MZL 患者接受超声胃镜检查，有助于评价淋巴瘤浸润胃壁的深度，从而准确分期，同时进行多部位活检[4]。尿素呼气试验能够快速检测是否具有 HP 感染，同时有助于重复评估抗 HP 的治疗效果。HCV 检测不但有助于部分 MZL 的诊断，同时也可能作为治疗靶点。作为一种 B 细胞淋巴瘤，利妥昔单抗可用于 MZL 的治疗，因此 HBV 检测也是常规的项目。

在预后因素方面，Ⅲ～Ⅳ期、年龄 >70 岁和乳酸脱氢酶 > 正常值上限是原发结外 MALT 淋巴瘤 3 个不利的预后因素，由此组成的 MALT-IPI 将 MALT 淋巴瘤分为低、中、高 3 个危险分组，适用于原发胃和非原发胃的患者。

2 病理诊断

原发	内容	分层	Ⅰ级专家推荐	Ⅱ级专家推荐	Ⅲ级专家推荐
结外	IHC	原发胃	CD20，CD3，CD5，CD10，BCL2，kappa/lambda，CD21 或 CD23，cyclin D1，BCL6		
	流式			kappa/lambda，CD19，CD20，CD5，CD23，CD10	
	基因			t（11；18）	
	IHC	非原发胃	CD20，CD3，CD5，CD10，BCL2，kappa/lambda，CD21 或 CD23，cyclin D1		

边缘区淋巴瘤

77

病理诊断（续）

原发	内容	分层	Ⅰ级专家推荐	Ⅱ级专家推荐	Ⅲ级专家推荐
	流式			kappa/lambda, CD19, CD20, CD5, CD23, CD10	
	基因			*MYD88*, t（11；18）	
结内	IHC		CD20, CD3, CD5, CD10, BCL2, kappa/lambda, CD21 或 CD23, cyclin D1		
	流式			kappa/lambda, CD19, CD20, CD5, CD23, CD10	
	基因			*MYD88*, t（11；18）	

病理诊断（续）

原发	内容	分层	I级专家推荐	II级专家推荐	III级专家推荐
脾	IHC		CD20，CD3，CD5，CD10，BCL2，kappa/lambda，CD21 or CD23，cyclin D1，IgD，CD43，annexin A1		
	流式			kappa/lambda，CD19，CD20，CD5，CD23，CD10，CD43，CD103	
	基因			*MYD88*，*BRAF*，t（11；18）	

【注释】

MZL的病理学诊断应在有经验的病理实验室进行，标准应参照2016版的WHO淋巴肿瘤分类[6]。所有病理标本应常规进行免疫组织化学（IHC）的检测，MZL的典型免疫表型是CD5-，CD10-，

边缘区淋巴瘤

CD20+，CD23-/+，CD43 -/+，cyclin D1- 和 BCL2-，有条件的单位可以进行流式细胞的检测。部分 MALT 淋巴瘤可以出现 t(11; 18)，特别是 HP 阴性的胃 MZL，常常预示疾病晚期和抗 HP 疗效欠佳[7,8]。t（11；18）可以通过 PCR 或 FISH 的方法进行检测，有条件还可以进行 t（3；14）、t（1；14）和 t（14；18）的检测。对于脾 MZL，特别是伴有浆细胞分化的病例，可以通过检测 *MYD88* 突变鉴别淋巴浆细胞淋巴瘤 / 华氏巨球蛋白血症（LPL/WM）[9]。此外，部分病例还需要检测 *BRAF* 突变与毛细胞白血病进行鉴别[10]。

3 分期

目前淋巴瘤标准的分期系统是 Lugano 分期，但对于 MZL 通常适用于非胃或结内 MZL[11]。胃肠 MZL 通常采用 Ann Arbor 分期系统的 Lugano 改良版或胃肠淋巴瘤的 TNM 分期（巴黎分期），而脾 MZL 通常为脾脏单发，通过脾切除进行诊断和分期[12, 13]。

分期	Ann Arbor 分期系统的 Lugano 改良版		TNM 分期	肿瘤浸润
I 期	局限于胃肠道（非连续性单个或多个病灶）			
	I E	黏膜、黏膜下	T1N0M0	黏膜、黏膜下
	I E	固有肌层、浆膜	T2N0M0	固有肌层
	I E		T3N0M0	浆膜
II 期	扩展到腹部			
	II E	区域淋巴结累及	T1-3N1M0	胃周淋巴结
	II E	远处淋巴结累及	T1-3N2M0	远处区域淋巴结
II E 期	II E	穿透浆膜累及邻近器官和组织	T4N0M0	侵犯邻近结构
IV 期		广泛结外累及或合并隔上淋巴结累及	T1-4N3M0	淋巴结侵犯横隔两侧 / 远处转移（骨髓或其他结外部位）
	IV		T1-4N0-3M1	

4 治疗

分期	分层 1	分层 2	Ⅰ级专家推荐	Ⅱ级专家推荐	Ⅲ级专家推荐
Ⅰ/Ⅱ期	结外	原发胃	抗 HP 治疗（2A 类证据） 放疗（2A 类证据）		
		非原发胃	放疗（2A 类证据）	利妥昔单抗 （2A 类证据）	
	结内		放疗（2A 类证据）	利妥昔单抗 （2A 类证据）	
	脾	HCV 阳性	抗 HCV 治疗（2A 类证据）		
		HCV 阴性	利妥昔单抗（2A 类证据） 脾切除术（2A 类证据）		

治疗（续）

分期	分层 1	分层 2	Ⅰ级专家推荐	Ⅱ级专家推荐	Ⅲ级专家推荐
Ⅲ / Ⅳ期	无症状		等待观察（2A 类证据）	临床试验（2A 类证据）	
	有症状		利妥昔单抗 + 苯丁酸氮芥（1B 类证据）	临床试验（2A 类证据）	来那度胺 + 利妥昔单抗（2B 类证据）
			利妥昔单抗 + 苯达莫司汀（2A 类证据）		
			R-CHOP（2A 类证据）		
			R-CVP（2A 类证据）		
			利妥昔单抗 + 氟达拉滨（2A 类证据）		

【注释】

　　MZL 的治疗策略应参考原发部位和疾病分期。对于局限期的 MZL 患者，如果幽门螺旋杆菌（HP）阳性，强烈推荐抗 HP 治疗[14-16]。抗 HP 治疗后 3 个月应复查 HP 状态和胃镜，如果 HP 转阴并且达到完全缓解（疗效评估采用 GELA 标准[17]），则后续每 6~12 个月复查胃镜直至 5 年。如抗 HP 治疗后肿瘤缓解或残留，如果肿瘤没有合并出血等症状，则后续每 3~6 个月复查胃镜直至达到完全缓解。对于 II 期、大包块和具有 t（11；18）的 HP 阳性患者，研究表明抗 HP 的疗效欠佳，如治疗后复查提示肿瘤缩小不明显应尽早给予放疗。对于 HP 阴性的胃 MZL，既往文献报道仍有一定比例的患者对于抗 HP 治疗有效，这可能与假阴性或感染其他细菌所致，但治疗中需要密切观察以防短期内疾病进展[18]。对于抗 HP 治疗后肿瘤持续残留或者合并出血等症状，放疗是常用的解救治疗模式[19, 20]。其他结外 MZL 也可能与些特定病原体感染有关，如眼附属器淋巴瘤与鹦鹉热衣原体有关，采用多西环素治疗具有很好的疗效[21-23]。此外，原发皮肤和小肠结外边缘区淋巴瘤分别与博氏疏螺旋体和空肠弯曲杆菌感染有关，但抗感染治疗的证据十分有限。总之，对于原发胃以外部位的 I / II 期结外 MZL，放疗仍然是常用的治疗手段，部分不适合的患者可以考虑利妥昔单抗单药治疗。

　　对于 I / II 期结内 MZL，放疗是常用的治疗手段，部分不适合的患者可以考虑利妥昔单抗单药治疗。大样本资料显示，首程未接受放疗患者有较高的淋巴瘤相关病死率，显著高于放疗病人[24]。对于脾 MZL，脾切除术既是诊断也是治疗手段。对于未经脾切除术的 MZL 患者，如果 HCV 阳性，可以考虑行抗 HCV 治疗[25]。如果 HCV 阴性且患者具有脾肿大导致的血细胞下降或不适症状，利妥昔单抗单药是首选的治疗手段，而脾切除术可作为挽救治疗手段[26]。

放疗照射野采用受累部位照射（ISRT），不做预防照射，根据受侵器官，临床靶区（CTV）通常需要包括整个器官，如眼、腮腺和全胃照射，放疗可以保存器官功能。根治性照射剂量24~30Gy，每次1.5~2.0Gy。姑息性放疗的照射剂量为2×2Gy或其他剂量分割模式。

对于Ⅲ/Ⅳ期或者经局部放疗失败的边缘区淋巴瘤，如果没有B症状、出血、血细胞下降、大包块或肿瘤快速进展等情况，可以参照惰性淋巴瘤的治疗原则给予等待观察。如果有上述情况，利妥昔单抗联合化疗是常用的治疗模式，但目前缺乏最佳的治疗方案。在一项名为IELSG-19的Ⅲ期随机对照研究中，与单药苯丁酸氮芥和利妥昔单抗相比，利妥昔单抗联合苯丁酸氮芥获得较高的完全缓解率、无事件生存和无进展生存，但总生存3组没有差别[27]。在另一项针对惰性淋巴瘤的Ⅲ期随机对照研究中，利妥昔单抗联合苯达莫司汀优于传统的R-CHOP方案，但在MZL的亚组分析中没有差别[28]。在其他单独针对MZL的Ⅱ期临床研究中，利妥昔单抗分别联合苯达莫司汀、CHOP、CVP和氟达拉滨也获得了很好的治疗效果[29-32]。对于以往经包含利妥昔单抗方案治疗失败的边缘区淋巴瘤，如果既往治疗有效且缓解期超过1年可以考虑使用原方案治疗（蒽环类药物除外），否之可改用其他方案。在一项前瞻性Ⅱ期临床研究中，依布替尼单药针对这部分患者获得了一定的解救治疗效果，总体缓解率为48%，中位无进展生存为14.2个月[33]。总体而言，鉴于Ⅲ/Ⅳ期边缘区淋巴瘤缺乏一类证据的治疗方案，推荐患者参加临床试验也是合理的选择。

边缘区淋巴瘤

表 1　常用 III / IV 期边缘区淋巴瘤的治疗方案

化疗方案	剂量	用药时间	时间及周期
利妥昔单抗 + 苯丁酸氮芥			28d 为一个周期
利妥昔单抗	375mg/m^2	第 1，8，15，22 天（第 1~8 周） 第 1 天（第 9，13，17，21 周）	
苯丁酸氮芥	6mg/m^2	第 1~8 周连续服药 6 周，停药 2 周 第 9~24 周服药 2 周，停药 2 周	
利妥昔单抗 + 苯达莫司汀			28d 为一个周期
利妥昔单抗	375mg/m^2	第 1 天	
苯达莫司汀	90mg/m^2	第 1~2 天	
R-CHOP			21d 为一个周期
利妥昔单抗	375mg/m^2	第 1 天	
环磷酰胺	750mg/m^2	第 1 天	
长春新碱	1.4mg/m^2 （最大 2mg）	第 1 天	

表 1　常用Ⅲ/Ⅳ期边缘区淋巴瘤的治疗方案（续）

化疗方案	剂量	用药时间	时间及周期
多柔比星	50mg/m²	第 1 天	
强的松	100mg	第 1~5 天	
R–CVP			21d 为一个周期
利妥昔单抗	375mg/m²	第 1 天	
环磷酰胺	750mg/m²	第 1 天	
长春新碱	1.4mg/m²（最大 2mg）	第 1 天	
强的松	100mg	第 1~5 天	
利妥昔单抗 + 氟达拉滨			28d 为一个周期
利妥昔单抗 氟达拉滨	375mg/m² 25mg/m²	第 1 天 第 1~5 天	

参考文献

［1］A clinical evaluation of the International Lymphoma Study Group classification of non-Hodgkin's lymphoma. The Non-Hodgkin's Lymphoma Classification Project. Blood，1997，89（11）：3909-3918.

［2］Ponzoni M，Ferreri AJ. Bacteria associated with marginal zone lymphomas. Best Pract Res Clin Haematol，2017，30（1-2）：32-40.

［3］Armand M，Besson C，Hermine O，et al. Hepatitis C virus–Associated marginal zone lymphoma. Best Pract Res Clin Haematol，2017，30（1-2）：41-49.

［4］Ruskoné-Fourmestraux A，Fischbach W，Aleman BM，et al. EGILS consensus report. Gastric extranodal marginal zone B-cell lymphoma of MALT. Gut，2011，60（6）：747-758.

［5］Thieblemont C，Cascione L，Conconi A，et al. A MALT lymphoma prognostic index. Blood，2017，130（12）：1409-1417.

［6］Swerdlow SH，Campo E，Pileri SA，et al. The 2016 revision of the World Health Organization classification of lymphoid neoplasms. Blood，2016，127（20）：2375-2390.

［7］Ye H，Liu H，Raderer M，et al. High incidence of t（11；18）（q21；q21）in Helicobacter pylori-negative gastric MALT lymphoma. Blood，2003，101（7）：2547-2555.

[8] Liu H, Ye H, Ruskone-Fourmestraux A, et al. T (11; 18) is a marker for all stage gastric MALT lymphomas that will not respond to H. pylori eradication.Gastroenterology, 2002, 122 (5): 1286–1294.

[9] Gachard N, Parrens M, Soubeyran I, et al. IGHV gene features and MYD88 L265P mutation separate the three marginal zone lymphoma entities and Waldenstrom macroglobulinemia/lymphoplasmacytic lymphomas. Leukemia, 2013, 27 (1): 183–189.

[10] Arcaini L, Zibellini S, Boveri E, et al. The BRAF V600E mutation in hairy cell leukemia and other mature B-cell neoplasms. Blood, 2012, 119 (1): 188–191.

[11] Cheson BD, Fisher RI, Barrington SF, et al. Recommendations for initial evaluation, staging, and response assessment of Hodgkin and non-Hodgkin lymphoma: the Lugano classification. J Clin Oncol, 2014, 32 (27): 3059–3068.

[12] Rohatiner A, d'Amore F, Coiffier B, et al. Report on a workshop convened to discuss the pathological and staging classifications of gastrointestinal tract lymphoma. Ann Oncol, 1994, 5 (5): 397–400.

[13] Ruskone-Fourmestraux A, Dragosics B, Morgner A et al. Paris staging system for primary gastrointestinal lymphomas. Gut, 2003, 52 (6): 912–913.

[14] Stathis A, Chini C, Bertoni F, et al. Long-term outcome following Helicobacter pylori eradication in a retrospective study of 105 patients with localized gastric marginal zone B-cell lymphoma of MALT type. Ann Oncol, 2009, 20 (6): 1086–1093.

边缘区淋巴瘤

［15］Zullo A，Hassan C，Cristofari F，et al. Effects of Helicobacter pylori eradication on early stage gastric mucosa-associated lymphoid tissue lymphoma. Clin Gastroenterol Hepatol，2010，8（2）：105-110.

［16］Nakamura S，Sugiyama T，Matsumoto T，et al. Long-term clinical outcome of gastric MALT lymphoma after eradication of Helicobacter pylori：a multicentre cohort follow-up study of 420 patients in Japan. Gut，2012，61（4）：507-513.

［17］Copie-Bergman C，Wotherspoon AC，Capella C，et al. Gela histological scoring system for post-treatment biopsies of patients with gastric MALT lymphoma is feasible and reliable in routine practice. Br J Haematol，2013，160：47-52.

［18］Zullo A，Hassan C，Andriani A，et al. Treatment of low-grade gastric MALT lymphoma unresponsive to Helicobacter pylori therapy：a pooled-data analysis. Med Oncol，2010，27：291-295.

［19］Wirth A，Gospodarowicz M，Aleman BM，et al. Long-term outcome for gastric marginal zone lymphoma treated with radiotherapy：a retrospective，multi-centre，International Extranodal Lymphoma Study Group study. Ann Oncol，2013，24（5）：1344-1351.

［20］Ruskoné-Fourmestraux A，Matysiak-Budnik T，Fabiani B，et al. Exclusive moderate-dose radiotherapy in gastric marginal zone B-cell MALT lymphoma：Results of a prospective study with a long term follow-up. Radiother Oncol，2015，117（1）：178-182.

［21］Ferreri AJ，Ponzoni M，Guidoboni M，et al. Bacteria-eradicating therapy with doxycycline in ocular adnexal MALT lymphoma：a multicenter prospective trial. J Natl Cancer Inst，2006，98（19）：

1375-1382.

［22］Ferreri AJ，Govi S，Pasini E，et al. Chlamydophila psittaci eradication with doxycycline as first-line targeted therapy for ocular adnexae lymphoma：final results of an international phase Ⅱ trial. J Clin Oncol，2012，30（24）：2988-2994.

［23］Han JJ，Kim TM，Jeon YK，et al. Long term outcomes of first-line treatment with doxycycline in patients with previously untreated ocular adnexal marginal zone B lymphoma. Ann Hematol，2015，94（4）：575-581.

［24］Olszewski AJ，Desai A. Radiation therapy administration and survival in stage Ⅰ／Ⅱ extranodal marginal zone B-cell lymphoma of mucosa-associated lymphoid tissue. Int J Radiat Oncol Biol Phys，2014，88（3）：642-649.

［25］Kelaidi C，Rollot F，Park S，Tulliez M，Christoforov B，Calmus Y，et al. Response to antiviral treatment in hepatitis C virus associated marginal zone lymphomas. Leukemia，2004，18：1711-1716.

［26］Kalpadakis C，Pangalis GA，Angelopoulou MK，et al. Should rituximab replace splenectomy in the management of splenic marginal zone lymphoma? Best Pract Res Clin Haematol，2018，31（1）：65-72.

［27］Zucca E，Conconi A，Martinelli G，et al. Final Results of the IELSG-19 Randomized Trial of Mucosa-Associated Lymphoid Tissue Lymphoma：Improved Event-Free and Progression-Free Survival With Rituximab Plus Chlorambucil Versus Either Chlorambucil or Rituximab Monotherapy. J Clin Oncol，2017，35（17）：1905-1912.

边缘区淋巴瘤

[28] Rummel MJ, Niederle N, Maschmeyer G, et al. Bendamustine plus rituximab versus CHOP plus rituximab as first-line treatment for patients with indolent and mantle-cell lymphomas: an open-label, multicentre, randomised, phase 3 non-inferiority trial. Lancet, 2013, 381 (9873): 1203-1210.

[29] Salar A, Domingo-Domenech E' Panizo C, et al. First-line response-adapted treatment with the combination of bendamustine and rituximab in patients with mucosa-associated lymphoid tissue lymphoma (MALT2008-01): a multicentre, single-arm, phase 2 trial. Lancet Hematol, 2014, 1: e104-e111.

[30] Raderer M, Wohrer S, Streubel B, et al. Activity of rituximab plus cyclophosphamide, doxorubicin/mitoxantrone, vincristine and prednisone in patients with relapsed MALT lymphoma. Oncology, 2006, 70: 411-417.

[31] Kang HJ, Kim WS, Kim SJ, et al. Phase II trial of rituximab plus CVP combination chemotherapy for advanced stage marginal zone lymphoma as a first-line therapy: Consortium for Improving Survival of Lymphoma (CISL) study. Ann Hematol, 2012, 91: 543-551.

[32] Brown JR, Friedberg JW, Feng Y, et al. A phase 2 study of concurrent fludarabine and rituximab for the treatment of marginal zone lymphomas. Br J Haematol, 2009, 145 (6): 741-748.

[33] Noy A, de Vos S, Thieblemont C, et al. Targeting Bruton tyrosine kinase with ibrutinib in relapsed/refractory marginal zone lymphoma. Blood, 2017, 129 (16): 2224-2232.

边缘区淋巴瘤

外周 T 细胞淋巴瘤

1 治疗前评估

Ⅰ级专家推荐	Ⅱ级专家推荐	Ⅲ级专家推荐
体检（包括 PS 评分）； 常规血液和生化检查； HBV 和 HCV 检测； 骨髓活检和（或）穿刺； 全身增强 CT； 中枢神经系统（CNS）受累行头颅 MRI； 胃肠道受累行胃肠内镜检查	全身 PET–CT	浅表淋巴结和腹部 B 超

【注释】

预防性腰穿 + 鞘注在 PTCL 中的意义仍不明确。

2 病理诊断

内容	Ⅰ级专家推荐	Ⅱ级专家推荐	Ⅲ级专家推荐
IHC	CD20，CD3，CD10，Ki-67，CD5，CD30，CD2，CD4，CD8，CD7，CD56，CD21，TCRbeta，TCRgama，PD1/CD279，ALK，细胞毒性分子	CXCL13，ICOS，kappa/lambda，BCL6	
流式		kappa/lambda，CD45，CD3，CD5，CD19，CD10，CD20，CD30，CD4，CD8，CD7，CD2，TCRalpha，TCRbeta，TCRgamma	
基因		PCR 检测 *TCR* 重排；EBER-ISH；如为 ALK 阴性 ALCL，检测 *DUSP22/IRF4* 或 *TP63* 重排；AITL 检测 *IDH2*、*TET2*、*DNMT3A*、*RHOA* 突变 高危人群检测血清 HTLV-1	

外周T细胞淋巴瘤

【注释】

①TCR 克隆基因重排也可见于反应性 / 炎症性疾病过程，因此不能用作诊断 T 细胞淋巴瘤的唯一依据。②血管免疫母细胞性 T 细胞淋巴瘤（AITL）偶会与 DLBCL 并存，需要进行免疫组化及基因重排检测加以识别。

外周 T 细胞淋巴瘤（PTCL）是一组起源于胸腺后成熟 T 细胞的异质性疾病，亚洲国家更多见，约占所有淋巴瘤的 21.4%[1]。依靠组织病理学和免疫组化分析明确诊断，对 PTCL 亚型的诊断应遵循 2016 版 WHO 分类[2]。本章节所指外周 T 细胞淋巴瘤亚型包括：外周 T 细胞淋巴瘤非特指型、血管免疫母细胞性 T 细胞淋巴瘤、ALK 阳性间变大细胞淋巴瘤、ALK 阴性间变大细胞淋巴瘤等。

3　分期

参照 2014 年 Lugano 分期标准，见附录 A。

4 治疗

4.1 初治患者的治疗

分层	分期	Ⅰ级专家推荐	Ⅱ级专家推荐	Ⅲ级专家推荐
ALK阳性间变大细胞淋巴瘤	Ⅰ~Ⅱ期	CHOEP（1A，Ⅰ级） CHOP（2B，Ⅲ级） DA-EPOCH（2B，Ⅲ级）	受累部位巩固放疗（2A类证据）	
	Ⅲ~Ⅳ期	CHOEP（1A，Ⅰ级） CHOP（2B，Ⅲ级） DA-EPOCH（2B，Ⅲ级）	ASCT巩固（高危IPI患者）	
除外ALK阳性间变大细胞淋巴瘤	Ⅰ~Ⅳ期	CHOEP（1A，Ⅰ级） CHOP（2B，Ⅲ级） DA-EPOCH（2B，Ⅲ级）	受累部位巩固放疗（2A类证据） ASCT巩固	HyperCVAD（3类证据）

【注释】

（1）CHOP方案

环磷酰胺 750mg/m^2，d1

多柔比星 40~50mg/m^2，d1

长春新碱 1.4mg/m^2，d1（最大剂量2mg）

泼尼松 100mg，d1-5

每21d重复。

（2）CHOEP方案

环磷酰胺 750mg/m^2，d1

长春新碱 1.4mg/m^2，d1

多柔比星 40~50mg/m^2，d1

依托泊苷 100mg/m^2，d1-3

泼尼松 100mg，d1-5

每21d重复。

（3）DA-EPOCH方案

依托泊苷 50mg/（m^2·d），d1-4，96h连续输注

长春新碱 0.4mg/（m^2·d），d1-4，96h连续输注

外周T细胞淋巴瘤

多柔比星 10mg/（m^2·d），d1-4，96h 连续输注

环磷酰胺 750mg/m^2，d5

泼尼松 60mg/（m^2·d），d1-5

每21d 重复。

DA-EPOCH 剂量调整原则

1）每次化疗后都需预防性使用粒细胞集落刺激因子。

2）如果上周期化疗后中性粒细胞减少未达Ⅳ度，可以在上一周期化疗剂量基础上将依托泊苷、多柔比星和环磷酰胺的剂量上调 20%。

3）如果上周期化疗后中性粒细胞减少达Ⅳ度，但在 1 周内恢复，保持原剂量不变。

4）如果上周期化疗后中性粒细胞减少达Ⅳ度，且持续时间超过 1 周，或血小板下降达Ⅳ度，在上一周期化疗剂量基础上将依托泊苷、多柔比星和环磷酰胺的剂量下调 20%。

5）剂量调整如果是在起始剂量以上，则上调时依托泊苷、多柔比星和环磷酰胺一起上调；剂量调整如果是在起始剂量以下，则下调时仅下调环磷酰胺。

1. 伴 DUSP22 重排的 ALK 阴性 ALCL 的预后与 ALK 阳性患者相似，治疗可以依据 ALK 阳性 ALCL 治疗原则。

2. 一部分年老且有并发症的 AITL 患者，可以尝试单用激素类药物控制症状。

ALK 阳性 ALCL 较其他类型 PTCL 预后好。经过含蒽环类药物的方案治疗后，ALK 阳性 ALCL 的 5 年无失败生存率和总生存率分别为 60% 和 70%，明显优于其他类型 PTCL[6]。推荐Ⅰ～Ⅱ期

外周T细胞淋巴瘤

患者接受 6 个周期化疗（CHOEP，CHOP-21 或 DA-EPOCH）联合或不联合受累部位放疗（ISRT；30~40Gy），或者 3~4 周期化疗联合 ISRT（30~40Gy）。Ⅲ ~ Ⅳ ALK 阳性 ALCL 患者接受 6 个周期化疗（CHOEP，CHOP-21 或 DA-EPOCH）。高危 IPI 患者可以接受大剂量化疗联合自体造血干细胞移植巩固，但目前无前瞻性大样本量研究证实该结论。

与 ALK 阳性 ALCL 相比，其他类型 PTCL 预后不佳。CHOEP 能够提高年轻 PTCL 患者（<60 岁）的 EFS。但由于 CHOEP 的毒性较强，年龄大于等于 60 岁患者，建议采用 CHOP-21 方案。而高危患者（除外 ALK 阳性 ALCL）接受 CHOP 或者 CHOEP 方案预后较差[7]。一项小样本量前瞻性研究发现，DA-EPOCH 方案能够改善患者的 EFS 和 OS[8]。在一项前瞻性大样本量研究（除外 ALK 阳性 ALCL）中，CHOEP 联合自体造血干细胞移植巩固可以提高 PTCL 患者的 PFS 和 OS[9]。推荐这部分患者首选参加临床试验。如无合适的试验，推荐患者接受 6 个周期化疗联合或者不联合 ISRT（30~40 Gy）。化疗方案包括：CHOEP，CHOP-14，CHOP-21，DA-EPOCH。有条件的患者可在一线治疗缓解后接受大剂量化疗联合自体造血干细胞移植巩固。部分 PTCL（如肝脾 T 细胞淋巴瘤）预后极差，可以选择一线异基因造血干细胞移植巩固[10, 11]，但也缺乏大样本量研究数据支持。

4.2 复发难治患者的治疗

	分层	I 级专家推荐	II 级专家推荐	III 级专家推荐
复发 / 进展	符合移植条件	Brentuximab Vedotin（1A，I级） 西达本胺（1A，I级） 克唑替尼（ALK+ ALCL）（2A，II级） 普拉曲沙（2A，II级） 吉西他滨（2A，II级） DHAP（2A，II级） ESHAP（2A，II级） GDP（2A，II级） GEMOX（2A，II级） ICE（2A，II级） 来那度胺（3，III级） 硼替佐米（3，III级）	异基因造血干细胞移植； ASCT	来那度胺（3，III级） 硼替佐米（3，III级）

复发难治患者的治疗（续）

	分层	Ⅰ级专家推荐	Ⅱ级专家推荐	Ⅲ级专家推荐
	不符合移植条件	Brentuximab Vedotin（1A，Ⅰ级） 西达本胺（1A，Ⅰ级） 克唑替尼（ALK+ ALCL）（2A，Ⅱ级） 普拉曲沙（2A，Ⅱ级） 吉西他滨（2A，Ⅱ级） DHAP（2A，Ⅱ级） ESHAP（2A，Ⅱ级） GDP（2A，Ⅱ级） GEMOX（2A，Ⅱ级） ICE（2A，Ⅱ级） 来那度胺（3，Ⅲ级） 硼替佐米（3，Ⅲ级）	姑息放疗； 最佳支持治疗	来那度胺（3，Ⅲ级） 硼替佐米（3，Ⅲ级）

【注释】

（1）西达本胺方案

西达本胺 30mg，口服，每周 2 次。

（2）吉西他滨方案

吉西他滨 $1200mg/m^2$，d1，d8，d15，每 28d 重复。

（3）DHAP 方案

地塞米松 40mg/d，d1-4（原方案为该剂量，各中心可酌情调整）

顺铂 $100 mg/m^2$，24h 连续输注，d1

阿糖胞苷 $2g/m^2$，q12h，d2

每 21d 重复。

（4）ESHAP 方案

依托泊苷 $60mg/m^2$，d1-4

甲泼尼龙 500mg，d1-4

顺铂 $25 mg/m^2$，96h 连续输注，d1-4

阿糖胞苷 $2g/m^2$，d5

每 21d 重复。

（5）GDP 方案

吉西他滨 $1000mg/m^2$，d1，d8

顺铂 $75mg/m^2$，d1

地塞米松 40mg，d1-4

每 21d 重复。

（6）GemOx 方案

吉西他滨 $1000mg/m^2$，d1

奥沙利铂 $100mg/m^2$，d1

每 14d 重复。

（7）ICE 方案

异环磷酰胺 $5g/m^2$，d2（100% 剂量美司钠解救）

卡铂（按照 AUC=5 计算，单次剂量 ≤ 800mg），d2

依托泊苷 $100mg/m^2$，d1-3

每 21d 重复。

（8）来那度胺方案

来那度胺 25mg，口服，d1-21，每 28d 重复。

（9）硼替佐米方案

硼替佐米 $1.3mg/m^2$，d1，d4，d8，d11，每 21d 重复。

多个研究证实部分挽救化疗方案在复发难治 PTCL 患者中的作用，但没有前瞻性对照研究证实哪种方案更优。一些新药的出现为这部分患者带来希望。Brentuximab Vedotin（BV）是 CD30 单克隆抗体与 MMAE 结合的抗体耦合药物，长期随访结果证实 BV 在复发难治系统性 ALCL 中可维持疗效[12]，并且在 CD30 阳性 NHL 中也有效[13]。西达本胺是一种新型口服组蛋白去乙酰化酶抑制剂，研究结果显示其可改善复发难治 PTCL 患者的生存[14]。普拉曲沙通过抗叶酸发挥抗肿瘤作用，Ⅱ期研究结果显示能够改善既往接受多种化疗方案治疗患者的生存[15]。免疫调节剂来那度胺在复发难治 PTCL 中也显示初步疗效[16]。小样本量研究认为蛋白酶体抑制剂硼替佐米可能对复发难治 PTCL 患者有效[17]。对于敏感复发 / 进展患者，若有合适供者，推荐选择异基因造血干细胞移植（allo-SCT）[18, 19]。若无合适供者，可选择自体造血干细胞移植（ASCT）。

参考文献

［1］李小秋，李甘地，高子芬，等 . 中国淋巴瘤亚型分布：国内多中心性病例 10002 例分析 . 诊断学理论与实践，2012，11（2）：111-115.

［2］Swerdlow SH，Campo E，Pileri SA，et al. The 2016 revision of the World Health Organization classification of lymphoid neoplasma［J］. Blood，2016，127（20）：2375-2390.

[3] The International Non-Hodgkin's Lymphoma Prognostic Factors Project. A predictive model for aggressive non-hodgkin's lymphoma. N Engl J Med, 1993, 329: 987-994.

[4] Gallamini A, Stelitano C, Calvi R, et al. Peripheral T-cell lymphoma unspecified (PTCL-U): A new prognostic model from a retrospective multicentric clinical study. Blood, 2004, 103: 2474-2479.

[5] Went P, Agostinelli C, Gallamini A, et al. Marker expression in peripheral T-cell lymphoma: a proposed clinical-pathologic prognostic score. J Clin Oncol, 2006, 24: 2472-2479.

[6] Savage KJ, Harris NL, Vose JM, et al. ALK-anaplastic large-cell lymphoma is clinically and immunophenotypically different from both ALK+ ALCL and peripheral T-cell lymphoma, not otherwise specified: report from the International Peripheral T-Cell Lymphoma Project. Blood, 2008, 111: 5496-5504.

[7] Schmitz N, Trumper L, Ziepert M, et al. Treatment and prognosis of mature T-cell and NK-cell lymphoma: an analysis of patients with T-cell lymphoma treated in studies of the German High-Grade Non-Hodgkin Lymphoma Study Group. Blood, 2010, 116: 3418-3425.

[8] Dunleavy K, Pittaluga S, Shovlin M, et al. Phase II trial of dose- adjusted EPOCH in untreated systemic anaplastic large cell lymphoma. Haematologica, 2016, 101: e27-29.

[9] d'Amore F, Relander T, Lauritzsen GF, et al. Ten years median follow-up of the NORDIC NLG-T-01 trial on CHOEP and upfront autologous transplantation in peripheral T-cell lymphomas [abstract]. Hematological Oncology, 2015, 33 (Suppl S1): Abstract 074.

[10] Konuma T, Ooi J, Takahashi S, et al. Allogeneic stem cell transplantation for hepatosplenic gammadelta T-cell lymphoma. Leuk Lymphoma, 2007, 48 (3): 630-632.

[11] Voss MH, Lunning MA, Maragulia JC, et al. Intensive induction chemotherapy followed by early high-dose therapy and hematopoietic stem cell transplantation results in improved outcome for patients with hepatosplenic T-cell lymphoma: a single institution experience. Clin Lymphoma Myeloma Leuk, 2013, 13 (1): 8-14.

[12] Pro B, Advani R, Brice P, et al. Four-year survival data from an ongoing pivotal phase 2 study of brentuximab vedotin in patients with relapsed or refractory systemic anaplastic large cell lymphoma [abstract]. Blood, 2014, 124: Abstract 3095.

[13] Horwitz SM, Advani RH, Bartlett NL, et al. Objective responses in relapsed T-cell lymphomas with single-agent brentuximab vedotin. Blood, 2014, 123: 3095-3100.

[14] Shi Y, Dong M, Hong X, et al. Results from a multicenter, open-label, pivotal phase Ⅱ study of chidamide in relapsed or refractory peripheral T-cell lymphoma. Ann Oncol, 2015 Aug, 26 (8): 1766-1771.

[15] O' Connor OA, Pro B, Pinter-Brown L, et al. Pralatrexate in Patients With Relapsed or Refractory Peripheral T-Cell Lymphoma: Results From the Pivotal PROPEL Study. J Clin Oncol, 2011, 29: 1182-1189.

[16] Morschhauser F, Fitoussi O, Haioun C, et al. A phase 2, multicentre, single-arm, open-label

外周T细胞淋巴瘤

study to evaluate the safety and efficacy of single-agent lenalidomide （Revlimid） in subjects with relapsed or refractory peripheral T-cell non-Hodgkin lymphoma: the EXPECT trial. Eur J Cancer, 2013, 49: 2869-2876.

[17] Zinzani PL, Musuraca G, Tani M, et al. Phase Ⅱ trial of proteasome inhibitor bortezomib in patients with relapsed or refractory cutaneous T-cell lymphoma. J Clin Oncol, 2007, 25 （27）: 4293-4297.

[18] Smith SM, Burns LJ, van Besien K, et al. Hematopoietic cell transplantation for systemic mature T-cell non-Hodgkin lymphoma. J Clin Oncol, 2013, 31: 3100-3109.

[19] Beitinjaneh A, Saliba RM, Medeiros LJ, et al. Comparison of survival in patients with T cell lymphoma after autologous and allogeneic stem cell transplantation as a frontline strategy or in relapsed disease. Biol Blood Marrow Transplant, 2015, 21: 855-859.

[20] Zinzani PL, Baliva G, Magagnoli M, et al. Gemcitabine treatment in pretreated cutaneous T-cell lymphoma: experience in 44 patients. J Clin Oncol, 2000 Jul, 18 （13）: 2603-2606.

外周T细胞淋巴瘤

结外 NK/T 细胞淋巴瘤

1 治疗前评估

	Ⅰ级专家推荐	Ⅱ级专家推荐	Ⅲ级专家推荐
常规检查	完整病史采集； B 症状（发热：体温超过 38℃，连续 3d 以上；体重减轻：6 个月内超过 10%；盗汗：夜间为主）； 体格检查； 体能状态评估（ECOG 体能评分）		
实验室检查	全血细胞计数，肝肾功能、乳酸脱氢酶，血浆 EB 病毒 DNA，血清 β2 微球蛋白、乙型肝炎、获得性免疫缺陷综合征，育龄妇女须行妊娠试验	止凝血功能，血清铁蛋白，NK 细胞活性、可溶性 CD25 检测	
影像学检查	鼻腔增强 MR；颈部、胸部、腹部、盆腔增强 CT；上呼吸消化道内镜；颅脑增强 MR（中枢侵犯）	全身 PET-CT	鼻腔增强 CT 浅表淋巴结和腹部 B 超

	Ⅰ级专家推荐	Ⅱ级专家推荐	Ⅲ级专家推荐
骨髓检查	骨髓穿刺＋活检，骨髓活检的病理学检查应增加 EBER 原位杂交检测（骨髓活检样本长度至少应在 1.6cm 以上）	骨髓流式细胞术检测	
其他	12 导联心电图，心脏彩超（左室射血分数）或多门控探测（MUGA）扫描，胃肠内镜检测（消化道侵犯）		

【注释】

　　结外 NK/T 细胞淋巴瘤最常见的发病部位是鼻腔。主要表现为鼻或面中线进行性的破坏性病变，以鼻咽及腭部为最常见，其次为口咽、喉咽、扁桃体。鼻腔肿块引起的鼻塞、鼻腔分泌物和鼻出血是常见的首发症状。虽然 75% 的患者在初始表现时有局限性疾病，但在临床过程中，疾病迅速扩散到皮肤、胃肠道、睾丸等各个部位，但很少累及淋巴结，晚期病变常出现肝脏、脾脏肿大。对于初诊患者，应对于上述部位进行仔细的体格检查。

　　血浆 EBV–DNA 检测。全血并不是最佳的检测介质，全血中白细胞计数、记忆 B 细胞数量和白细胞 DNA 都有可能导致定量聚合酶链反应（PCR）检测误差。在最近的一项研究中，血浆已被证实优于全血。血浆 EBV-DNA 定量在诊断时可间接测定淋巴瘤负荷。治疗过程中，还能提示淋巴瘤对治疗反应的动态变化。在治疗结束时，EBV-DNA 对微小残残留病灶做出估计，对预后有重要意义[1]。

2 病理诊断

	I级专家推荐	II级专家推荐	III级专家推荐
组织学检查	切取（咬取）活检或经内镜活检，典型形态表现为弥漫性异型淋巴细胞浸润和血管中心性、破坏性生长，并导致组织坏死，以及黏膜、皮肤等部位溃疡[2-5]。	空芯针穿刺活检	
IHC	CD20，CD3ε，CD56，细胞毒分子，Ki-67[6-7]	CD2，CD4，CD5，CD7，CD8，CD30	
基因	EBER-ISH	TCR 基因重排检测有助于判断肿瘤细胞系表型，或和其他 T 细胞淋巴瘤鉴别；DDX3X，ECSIT V140A	

结外 NK/T 细胞淋巴瘤

【注释】

随着近年来二代测序技术的应用，有研究发现部分基因与预后相关。调控 RNA 的一个重要基因——RNA 解旋酶 DDX3X 基因在 NKTCL 中存在高频突变，是患者预后不良的分子标志。最新研究[8]发现晚期 NKT 淋巴瘤患者中，ECSIT（evolutionarily conserved signaling intermediate in toll pathways）基因 V140A［第 140 位缬氨酸（Val）突变为丙氨酸（Ala）］的突变，容易诱发临床噬血细胞综合征[9]。

3　分期

目前尚无标准的 ENKTL 分期系统。临床仍参照传统的 Lugano 分期（见附录 A），但 Lugano 分期应用在 ENKTL 中并不理想。ENKTCL 根据原发病灶不同的解剖部位，分为上呼吸消化道原发 NKTCL（Upper aerodigestive tract，UAT–NKTCL）和非上呼吸消化道原发 NKTCL（Non–upper aerodigestive tract，NUAT–NKTCL）两种亚型。前者临床常见，占 NKTCL 的 80% 以上，好发于面部中线部位，如鼻腔及鼻咽、口腔及口咽等；NUAT–NKTCL 仅占 NKTCL 的 10%~20%，常侵犯皮肤、胃肠道、睾丸、肺脏和肝脏等，恶性程度更高，晚期患者比例高，预后差。

4 治疗

4.1 初治 I / II 期 UAT-NKTCL 治疗策略

分期	分层	I 级专家推荐	II 级专家推荐	III 级专家推荐
I E 期	无危险因素	扩大侵犯野放疗[13]	扩大侵犯野放疗 ± 含门冬酰胺酶方案化疗;临床研究	
I E 期 (≥ 1 个危险因素), II E 期	适合全身化疗	扩大侵犯野放疗序贯含门冬酰胺酶方案化疗[14];或含门冬酰胺酶方案诱导化疗序贯扩大部位放疗[15, 16];夹心放化疗（含门冬酰胺酶方案，非 SMILE 方案）[16-19]	含 SMILE 方案夹心化放疗[20]同期放化疗（含门冬酰胺酶方案）[21-25];临床研究	
	不适合全身化疗	扩大侵犯野放疗	临床研究	

【注释】

（1）COEP-L 方案

CTX 750mg/m², d1

VCR 1.4mg/m², d1（最大 2mg）

VP-16 60mg/m², d1-3

PDN 100mg，d1-5

培门冬酶 2500IUmg/m², d2

每 21d 重复。

（2）LOP 方案

培门冬酶 2500IUmg/m², d1

VCR 1.4mg/m², d1（最大 2mg）

PDN 100mg，d1-5

每 14~21d 重复。

（3）SMILE 方案

甲氨蝶呤 2g/m²，连续输注 6h，d1

亚叶酸钙 15mg×4 次，d2-4

异环磷酰胺 1500mg/m²，d2-4

美司钠 $300mg/m^2 \times 3$ 次，d2-4

地塞米松 $40mg/d$，d2-4

依托泊苷 $100mg/m^2$，d2-4

左旋门冬酰胺酶 $6000U/m^2$，d8，d10，d12，d14，d16，d18，d20

每 28d 重复。

第 6 天开始给予粒细胞集落刺激因子直至白细胞 $>5 \times 10^9/L$。

（4）P-Gemox 方案：详见初始Ⅲ/Ⅳ期及难治复发 ENKTL 治疗策略。

4.2 初治 Ⅰ/Ⅱ期 NUAT-NKTCL 治疗策略

分期	分层	Ⅰ级专家推荐	Ⅱ级专家推荐	Ⅲ级专家推荐
Ⅰ E~Ⅱ E 期（原发肠道、皮肤、睾丸、肾上腺等）	适合全身化疗	含门冬酰胺酶方案化疗 ± 受累部位放疗（肠道不建议常规放疗）	手术；临床研究	
	不适合全身化疗	扩大受累部位放疗（肠道不建议常规放疗）	手术；临床研究	

【注释】

结外鼻型 NK/T 细胞淋巴瘤放疗照射野和照射剂量是治疗成败的关键，与肿瘤局部区域控制率和预后密切相关，早期病人推荐扩大受累野照射和50Gy根治剂量。鼻腔原发NK/T细胞淋巴瘤局限于一侧鼻腔，未侵犯邻近器官或组织结构（局限Ⅰ期），临床靶区（CTV）包括双侧鼻腔、双侧前组筛窦、硬腭和同侧上颌窦内壁；若双鼻腔受侵则包括双侧上颌窦内壁。肿瘤超出鼻腔时（广泛Ⅰ期），靶区应扩大至受累的邻近器官和结构。合并上颌窦内壁受侵时，照射受侵侧整个上颌窦、前组筛窦受侵时，应包括同侧后组筛窦。如果肿瘤邻近后鼻孔或侵犯鼻咽，CTV应扩展至鼻咽。Ⅰ期不做颈预防照射，Ⅱ期需同时做双颈照射或照射中上颈淋巴结。韦氏环包括鼻咽、口咽、扁桃体和舌根，任何原发部位韦氏环NK/T细胞淋巴瘤CTV应包括整个韦氏环和后鼻孔。Ⅰ期可以考虑做颈淋巴结预防照射，Ⅱ期做治疗性照射。

早期ENKTCL需要进行风险分层治疗，Ⅰ期无危险因素（年龄<60岁，ECOG 0~1分，LDH正常，Ⅰ期无原发肿瘤局部广泛侵犯），单纯放疗即可取得较好的效果，与综合治疗结果相似；单纯放疗、放疗后化疗和化疗后放疗的5年生存率分别为88.8%、86.9%和86.3%（P=0.972）[13]。Ⅰ期伴有危险因素及初治Ⅱ期接受单纯放疗仍存在较高复发风险。因此，需要考虑增加化疗降低复发概率。含左旋门冬酰胺的化疗方案成为治疗NK/T淋巴瘤最有效的全身化疗方案。

同期放化疗在日本和韩国以外的地区很少临床应用[21-24]。有研究认为同期放化疗与序贯化放疗疗效相当[25]，接受同期放化疗可带来较高的口腔黏膜毒性。诱导化疗序贯放疗和夹心放化疗已成为目前常用的治疗策略。NCCN指南推荐的SMILE和AspaMetDex方案有效率高[20]，但毒性亦非常明显，并出现治疗相关死亡，需慎重选择，并做个体化处理。P-Gemox方案疗效高，不良反应较轻，可以门诊执行，是现阶段治疗初治ENKTL患者的一种高效、低毒、应用简便和性价比高的治疗选择[15]。

4.3 初治 III / IV期及难治复发 ENKTL 治疗策略

分期	I 级专家推荐	II 级专家推荐	III 级专家推荐
初治 III / IV 期	SMILE[20, 26]或 AspaMetDex[27]方案联合自体造血干细胞移植[28]（2B 类证据） P-Gemox、剂量调整的 SMILE、AspaMetDex、DDGP、COEP-L[16]方案化疗	临床研究； 异基因造血干细胞移植（3 类证据）[29]； 姑息性放疗	
难治 / 复发	SMILE[20, 26]、AspaMetDex[27]、P-Gemox、LOP 等含左旋门冬酰胺酶（门冬酰胺酶）方案； 剂量调整的 SMILE、AspaMetDex 方案	自体造血干细胞移植（敏感复发）（2B 类证据），有合适供者的前提下可考虑异基因造血干细胞移植（3 类证据） 临床研究； 姑息性放疗	Pernbrolizumab（3 类证据）

【注释】

（1）AspaMetDex 方案

门冬酰胺酶 $6000U/m^2$，d2，d4，d6，d8

甲氨蝶呤 $3g/m^2$，d1

地塞米松 40mg/d，d1-4

每 21d 重复。

如果年龄 >70 岁，甲氨蝶呤减量至 $2g/m^2$，地塞米松减量至 20mg。

（2）P-Gemox 方案

培门冬酶 $2500IU/m^2$，d1

吉西他滨 $1250mg/m^2$，d1

奥沙利铂 $80mg/m^2$，d1

每 21d 重复。

（3）DDGP 方案

地塞米松 $15mg/m^2$，d1-5

顺铂 $20mg/m^2$，d1-4

吉西他滨 $800mg/m^2$，d1，d8

培门冬酶 $2500IU/m^2$，d1

每 21d 重复。

SMILE 方案初治 Ⅲ / Ⅳ 期及难治复发 ENKTL 中的疗效显著。ORR 达到 67% ~77%，CR 率达 50% ~66%[20, 26]。预计 5 年 OS 为 52.3%，4 年无病生存率为 68.2%。但该方案骨髓抑制明显，92% 患者出现 4 级中性粒细胞减少，60% 出现 3 度及以上感染，治疗相关死亡率可达 10%。另外一个明显的非血液学毒性是肾功能损害。因此，临床应用该方案时应有足够的支持措施。调整剂量的 SMILE 方案安全性较高。AspaMetDex 方案[27]治疗复发患者，疗效与 SMILE 相当，安全性略胜一筹。

对于复发和难治性 NK/T 细胞淋巴瘤，单纯常规化疗预后差，尽管自体造血干细胞移植的确切价值仍存争议，但多个回顾性研究表明，晚期或敏感复发患者，获高质量缓解后，可以从自体移植获益[28]。异基因移植目前处于探索的阶段，因其治疗相关风险较大，可尝试治疗自体移植后复发的难治患者[29, 30]。

5　预后评估

PINK-E（prognostic index of natural killer lymphoma）预后评分系统

PINK-E	
危险因素	年龄大于 60 岁
	Ⅲ／Ⅳ期
	远处淋巴结侵犯
	非鼻型
	血浆 EBV-DNA（+）
预后分组	低危组（0~1 分）
	低中危组（2 分）
	高危组（≥ 3 分）

【注释】

国际淋巴瘤预后指数（international prognostic index，IPI）预测 ENKTCL 的预后尚不够理想[10]。在含左旋门冬酰胺酶化疗时代，PINK 预后模型，分别从年龄是否 >60 岁、分期、是否鼻型、是否累及远端淋巴结 4 个方面评分，同时包含血浆 EBV-DNA 水平形成 PINK-E 模型[11]，使 ENKTL 的预后预测更加合理准确。基于中国大样本数据的 ENKTCL 列线图（nomogram）模型[12]。危险因素包括：年龄 >60 岁、Ann Arbor Ⅱ期和Ⅲ～Ⅳ期、原发肿瘤侵犯（primary tumor invasion，PTI）、ECOG 评分 >2 和 LDH 升高。该模型预测能力强，特别是可以对早期 NKTCL 进行风险分层，并指导治疗。

参考文献

[1] Kim SJ, Choi JY, Hyun SH, et al. Asia Lymphoma Study Group. Risk stratification on the basis of Deauville score on PET-CT and the presence of Epstein-Barr virus DNA after completion of primary treatment for extranodal natural killer/T-cell lymphoma, nasal type: a multicentre, retrospective analysis. Lancet Haematol, 2015, 2（2）: e66-74.

[2] Pongpruttipan T, Sukpanichnant S, Assanasen T, et al. Extranodal NK/T-cell lymphoma, nasal type, includes cases of natural killer cells and α β, γ δ, and α β / γ δ T-cell origin: a comprehensive clinicopathologic and phenotypic study. Am J Surg Pathol, 2012, 36（4）: 481-499.

[3] Asano N, Kato S, Nakamura S. Epstein-Barr virus-associated natural killer/T-cell lymphomas. Best

Pract Res Clin Haematol, 2013, 26（1）: 15-21.

［4］Jiang Q, Liu S, Peng J, et al. An extraordinary T/NK lymphoma, nasal type, occurring primarily in the prostate gland with unusual CD30 positivity: case report and review of the literature. Diagn Pathol, 2013, 8: 94-97

［5］Weiben Yong, Wen Zheng, Jun Zhu, et al. L-Asparaginase-based regimen in the treatment of refractory midline nasal/nasal-type T/NK-cell lymphoma. International Journal of Hematology, 2003, 78: 163-167.

［6］Tse E, Kwong YL. How I treat NK/T-cell lymphomas. Blood, 2013, 121（25）: 4997-5005.

［7］Takahara M, Kishibe K, Bandoh N, et al. P53, N- and K-Ras, and betacatenin gene mutations and prognostic factors in nasal NK/T cell lymphoma from Hokkaido, Japan. Hum Pathol, 2004, 35（1）: 86-95.

［8］Jiang L, Gu ZH, Yan ZX, et al. Exome sequencing identifies somatic mutations of DDX3X in natural killer/T-cell lymphoma.Nat Genet, 2015 Sep, 47（9）: 1061-1066.

［9］Wen H, Ma H, Cai Q, et al. Recurrent ECSIT mutation encoding V140A triggers hyperinflammation and promotes hemophagocytic syndrome in extranodal NK/T cell lymphoma.Nat Med, 2018 Jan 1. doi: 10.1038/nm.4456

［10］Lee J, Suh C, Park YH, et al. Extranodal natural killer Tcell lymphoma, nasal-type: a prognostic model from a retrospective multicenter study. J Clin Oncol, 2006, 24（4）: 612-618.

［11］Kim SJ, Yoon DH, Jaccard A, et al. A prognostic index for natural killer cell lymphoma after non-anthracycline-based treatment: a multicentre, retrospective analysis. Lancet Oncol, 2016 Mar, 17 (3): 389–400.

[12] Yang Y, Zhang Y J, Zhu Y, et al . Prognostic nomogram for overall survival in previously untreated patients with extranodal NK/T-cell lymphoma, nasal-type: a multicenter study. Leukemia, 2015, 29 (7): 1571–1577.

[13] Yang Y, Cao JZ, Lan SM, et al. Association of improved locoregional control with prolonged survival in early-stage extranodal nasal-type natural killer/T-cell lymphoma. JAMA Oncol, 2017 Jan 1, 3 (1): 83–91.

[14] Yang Y, Zhu Y, Cao JZ, et al. Risk-adapted therapy for early-stage extranodal nasal-type NK/T-cell lymphoma: analysis from a multicenter study. Blood, 2015, 126 (12): 1424–1432.

[15] Yan Gao, Hui-qiang Huang, Cai QiChun, et al. Efficacy and safety of pegaspargase with gemcitabine and oxaliplatin in patients with treatment-naïve, refractory extranodal natural killer/T-cell lymphoma: a single-centre experience.Blood, 2013, 122: 642.

[16] Ningjing Lin, Yuqin Song, Jun Zhu, et al. A prospective phase II study of L-asparaginase- CHOP plus radiation in newly diagnosed extranodal NK/T-cell lymphoma, nasal type. Journal of Hematology & Oncology, 2013, 6: 44–54.

[17] Jiang M, Zhang H, Jiang Y, et al. Phase 2 trial of "sandwich" L-asparaginase, vincristine, and prednisone chemotherapy with radiotherapy in newly diagnosed, stage I E to II E, nasal type, extranodal natural killer/T-cell lymphoma. Cancer, 2012, 118 (13): 3294–3301.

[18] Zhang L, Jiang M, Xie L, et al. Five-year analysis from phase 2 trial of "sandwich"

chemoradiotherapy in newly diagnosed, stage Ⅰ E to Ⅱ E, nasal type, extranodal natural killer/T-cell lymphoma. Cancer Med, 2016, 5 (1): 33-40.

[19] Wang L, Wang ZH, Chen XQ, Li YJ, Wang KF, Xia YF, Xia ZJ. First-line combination of gemcitabine, oxaliplatin, and L-asparaginase (GELOX) followed by involved-field radiation therapy for patients with stage Ⅰ E/ Ⅱ E extranodal natural killer/T-cell lymphoma. Cancer, 2013, 119 (2): 348-355.

[20] Kwong YL, Kim WS, Lim ST, et al. SMILE for natural killer/T-cell lymphoma: analysis of safety and efficacy from the Asia Lymphoma Study Group. Blood, 2012, 120 (15): 2973-2980.

[21] Yamaguchi M, Tobinai K, Oguchi M, et al. Phase Ⅰ / Ⅱ study of concurrent chemoradiotherapy for localized nasal natural killer/T-cell lymphoma: Japan Clinical Oncology Group Study JCOG0211.J Clin Oncol, 2009, 27 (33): 5594-5600.

[22] Kim SJ, Kim K, Kim BS, et al. Phase Ⅱ trial of concurrent radiation and weekly cisplatin followed by VIPD chemotherapy in newly diagnosed, stage Ⅰ E to Ⅱ E, nasal, extranodal NK/T-Cell Lymphoma: Consortium for Improving Survival of Lymphoma study. J Clin Oncol, 2009, 27 (35): 6027-6032.

[23] Yamaguchi M, Tobinai K, Oguchi M, et al.Concurrent chemoradiotherapy for localized nasal natural killer/T-cell lymphoma: an updated analysis of the Japan clinical oncology group study JCOG0211. J Clin Oncol, 2012, 30 (32): 4044-4046.

[24] Kim SJ, Yang DH, Kim JS, et al. Concurrent chemoradiotherapy followed by L-asparaginase-containing

chemotherapy, VIDL, for localized nasal extranodal NK/T cell lymphoma: CISL08–01 phase Ⅱ study. Ann Hematol, 2014, 93 (11): 1895–1901.

[25] Kwong YL, Kim SJ, Tse E, et al. Sequential chemotherapy/radiotherapy was comparable with concurrent chemoradiotherapy for stage Ⅰ / Ⅱ NK/T–cell lymphoma. Ann Oncol, 2018 Jan 1, 29 (1): 256–263.

[26] Yamaguchi M, Kwong YL, Kim WS, et al. Phase Ⅱ study of SMILE chemotherapy for newly diagnosed stage Ⅳ, relapsed, or refractory extranodal natural killer (NK) /T–cell lymphoma, nasal type: the NK–Cell Tumor Study Group study.J Clin Oncol, 2011, 29 (33): 4410–4416.

[27] Jaccard A, Gachard N, Marin B, et al. GELA and GOELAMS Intergroup. Efficacy of L–asparaginase with methotrexate and dexamethasone (AspaMetDex regimen) in patients with refractory or relapsing extranodal NK/T–cell lymphoma, a phase 2 study. Blood, 2011, 117 (6): 1834–1839.

[28] Lee J, Au WY, Park MJ, et al. Autologous hematopoietic stem cell transplantation in extranodal natural killer/T cell lymphoma: a multinational, multicenter, matched controlled study.Biol Blood Marrow Transplant, 2008 Dec, 14 (12): 1356–1364.

[29] Kwong YL. High–dose chemotherapy and hematopoietic SCT in the management of natural killer–cell malignancies. Bone Marrow Transplant, 2009, 44 (11): 709–714.

[30] Weiben Yong, Wen Zheng, Jun Zhu, et al. L–Asparaginase in the treatment of refractory and relapsed extranodal NK/T–cell lymphoma, nasal type. Ann Hematol, 2009, 88: 647–652.

伯基特淋巴瘤

1 治疗前评估

	Ⅰ级专家推荐	Ⅱ级专家推荐	Ⅲ级专家推荐
常规检查	完整的病史采集： 体格检查：一般状况、全身皮肤、浅表淋巴结、肝脾和腹部肿块； B 症状评估 体能状态评估（ECOG 体能评分）		
实验室检查	全血细胞计数、尿常规、粪常规； 血生化全项； 乙肝五项、HBV–DNA 及 HIV；	脑脊液检查	
影像学检查	颈部、胸部、腹部、盆腔增强 CT； 心电图、心脏超声检查； 中枢神经系统（CNS）受累行 MRI	PET–CT	浅表淋巴结和腹部 B 超
骨髓检查	骨髓穿刺和活检	腰椎穿刺	

	Ⅰ级专家推荐	Ⅱ级专家推荐	Ⅲ级专家推荐
分期	Lugano 分期	儿童患者可采用 St.Jude/Murphy 分期系统	
风险评估	低危：LDH 正常；腹部病灶完全切除或者单个腹外病灶直径 <10cm 高危：排除低危因素		

2　病理诊断

	Ⅰ级专家推荐	Ⅱ级专家推荐	Ⅲ级专家推荐
获取组织的方式	可疑淋巴结完整切除或切取活检 骨髓穿刺及活检	空芯针穿刺活检	
IHC	CD20，CD3，CD10，Ki-67，BCL2，BCL6，MYC，IRF_4/MUM1	TdT	

伯基特淋巴瘤

病理诊断（续）

	I级专家推荐	II级专家推荐	III级专家推荐
流式细胞		κ/λ，CD45，CD20，CD3，CD5，CD19，CD10，TdT	
遗传学及基因检测	t（8；14）（q24；q32）；*MYC* 基因重排	*BCL2*、*BCL6* 基因重排检测、EBER-ISH，11q 异常检测	

【注释】

伯基特（Burkitt）淋巴瘤（BL）是高度侵袭性的非霍奇金淋巴瘤（NHL），常发生在结外部位或表现为急性白血病。BL 恶性程度极高，细胞倍增周期很短，生长迅速，若不及时治疗，患者可在数个月内死亡。病变可累及全身各组织器官，中枢神经系统是 BL 最常累及的部位。确诊必需依赖活检病理、临床特点、细胞形态学、免疫表型和遗传学改变综合判断。

进行乙型肝炎病毒的检查是因为免疫疗法＋化疗所带来的病毒再激活的风险。既往有乙型肝炎病史或无表面抗原阳性，但如果 e 抗原阳性，则需测定病毒载量。如病毒载量高于正常范围，行免疫化疗前需进行抗乙肝病毒治疗。

3 分期

参照 2014 年 Lugano 分期标准，见附录 A。

4 治疗

分层	Ⅰ级专家推荐	Ⅱ级专家推荐	Ⅲ级专家推荐
低危	CODOX–M 与 IVAC 交替方案 + 利妥昔单抗[1, 2, 3, 4]（2A 类证据） CALGB 10002 方案 + 利妥昔单抗[5]（2A 类证据） Hyper CVAD/MA 方案 + 利妥昔单抗[6, 7]（2A 类证据）	剂量调整的 EPOCH 方案 + 利妥昔单抗（2A 类证据）	
高危	CODOX–M 与 IVAC 交替方案 + 利妥昔单抗（2A 类证据） CALGB 10002 方案 + 利妥昔单抗（2A 类证据） Hyper CVAD/MA 方案 + 利妥昔单抗（2A 类证据）	剂量调整的 EPOCH 方案 + 利妥昔单抗（2A 类证据）	

伯基特淋巴瘤

分层	Ⅰ级专家推荐	Ⅱ级专家推荐	Ⅲ级专家推荐
未达到完全缓解或复发	二线方案：R-EPOCH；R-ICE[8]；R-IVAC；R-GDP（2A类证据）	联合自体或异基因造血干细胞移植；最佳支持治疗（2A类证据）姑息治疗（2A类证据）	

【注释】

成人 BL 采用常规的利妥昔单抗 +CHOP 方案疗效欠佳，目前常使用短期、多药物、剂量强化的化疗联合方案联合中枢神经系统治疗（儿童急性淋巴细胞白血病方案），获得了非常好的疗效，大部分患者可以长期生存，使得治愈成为可能。鉴于 BL 的高增殖性，化疗的同时需给予积极的支持治疗（调整化疗剂量，充分的水化、碱化），以预防肿瘤细胞溶解综合征。自体造血干细胞移植可延长患者的生存期。放疗在 Burkitt 淋巴瘤中的作用有限。

常用化疗方案

（1）CODOX-M 与 IVAC 交替方案 + 利妥昔单抗

利妥昔单抗 375mg/m^2，d0

A 方案：CODOX-M			
环磷酰胺	800mg/m^2	i.v.	d1
	200mg/m^2	i.v.	d2-5
长春新碱	1.5mg/m^2 最大 2mg	i.v.	d1，d8
多柔比星	40mg/m^2	i.v.	d1
泼尼松	60mg/（m^2·d）	po.	d1-7
甲氨蝶呤	1200mg/m^2	i.v.	d10，1h 内
	240mg/（m^2·h）	i.v.	d10 天，第 2~24 小时

备注：甲氨蝶呤需四氢叶酸钙解救；需 G-CSF 支持。

CNS 预防			
阿糖胞苷	70mg	i.th.	d1, d3
甲氨蝶呤	12mg	i.th.	d15

B 方案：IVAC			
异环磷酰胺	1500mg/m^2	i.v.	d1–5
依托泊苷	60mg/m^2	i.v.	d1–5
阿糖胞苷	2000mg/m^2	q12h i.v.	d1, d2（共 4 次）

备注：需 G–CSF 支持；异环磷酰胺需美司钠解救。

CNS 预防			
甲氨蝶呤	12mg	i.th.	d5

备注：低危组使用 A 方案 3 个周期，高危组 A、B 方案交替共 4 个周期。

（2）CALGB 10002 方案 + 利妥昔单抗

利妥昔单抗 375mg/m^2，d0

Cycle 1		
环磷酰胺	200mg/（m^2·d）	d1–5
泼尼松	60mg/（m^2·d），口服	d1–7
别嘌呤醇	300mg/d，口服	d1–14
Cycles 2，4，6	每疗程 21d	
异环磷酰胺	800mg/（m^2·d），静点超过 1h 美司钠解救	d1–5
地塞米松	10mg/（m^2·d）	d1–5
甲氨蝶呤	150mg/m^2，30min，之后 1.35g/m^2，持续 23.5h	d1
亚叶酸钙	25mg/m^2，甲氨蝶呤开始后 36h，之后 10mg/m^2，每 6h 直到甲氨蝶呤浓度 <0.05μM	d2
长春新碱	2mg	d1

阿糖胞苷	1000mg/（m² · d），持续静点 2h	d4–5
依托泊苷	80mg/（m² · d），持续静点 1h	d4–5
G–CSF	5μg/（kg · d）	d7，直到中性粒细胞 >0.5 × 10⁹/L
利妥昔单抗	50mg/m² 375mg/（m² · d）	第 2 疗程 d8 第 2 疗程 d10，d12
利妥昔单抗	375mg/（m² · d）	第 4，6 疗程 d8
鞘内治疗	甲氨蝶呤 15mg 阿糖胞苷 40mg 地塞米松 5mg	d1
Cycles 3，5，7	每疗程 21d	
环磷酰胺	200mg/（m² · d）	d1–5
地塞米松	10mg/（m² · d），静脉或口服	d1–5

甲氨蝶呤	150mg/m², 30min, 之后 1.35g/m², 持续 23.5h	d1
亚叶酸钙	25mg/m² 甲氨蝶呤开始后 36h, 之后 10mg/m², 每 6h 直到甲氨蝶呤浓度 <0.05μM	d2
长春新碱	2mg	d1
多柔比星	25mg/(m²·d)	d4–5
G–CSF	5μg/(kg·d)	d7, 直到中性粒细胞 >0.5×10⁹/L
利妥昔单抗	375mg/(m²·d)	d8
鞘内治疗	甲氨蝶呤 15mg 阿糖胞苷 40mg 地塞米松 5mg	d1

备注：CNS 侵犯的患者每周鞘内化疗 2 次，直至脑脊液恢复正常，此后每周 1 次，连用 4 周。

（3）Hyper CVAD 方案 + 利妥昔单抗

利妥昔单抗 375mg/m^2，d0。

A 方案：第 1，3，5，7 疗程			
环磷酰胺	300mg/m^2	i.v. 3h，q12h	d1–3
长春新碱	1.5mg/m^2 最大 2mg	i.v.	d4，d11
多柔比星	50mg/m^2	i.v.	d4
地塞米松	40mg	i.v. 或 po.	d1–4 d11–14

备注：环磷酰胺需美司钠解救。需 G–CSF 支持

B 方案：第 2，4，6，8 疗程			
甲氨蝶呤	1000mg/m^2	i.v.	d1（持续 24h）
阿糖胞苷	3000mg/m^2	q12h，i.v.	d2，d3（共 4 次）

备注：需 G–CSF 支持。

CNS 预防：每疗程第 2 天给予鞘内治疗：甲氨蝶呤 12mg；第 7 天阿糖胞苷 40mg，共 16 次。

CNS 治疗：CNS 侵犯的患者每周鞘内化疗 2 次，直至脑脊液恢复正常，此后每周 1 次，连用 4 周。

（4）剂量调整的 EPOCH 方案 + 利妥昔单抗

利妥昔单抗 375mg/m^2，d0

每疗程 21d，共 6~8 疗程			
长春新碱	0.4mg/m^2	i.v. 持续 24h	d1–4
多柔比星	10mg/m^2	i.v. 持续 24h	d1–4
依托泊苷	50mg/m^2	i.v. 持续 24h	d1–4
环磷酰胺	750mg/m^2	i.v.	d5
泼尼松	60mg/m^2	po.	d1–5

备注：第 6 天开始，给予 G–CSF 支持治疗直至中性粒细胞 $\geqslant 5.0 \times 10^9$/L;

剂量调整方案：每周监测血常规 2 次。每疗程后中性粒细胞 $\geqslant 0.5 \times 10^9$/L，下一疗程环磷酰胺，多柔比星和依托泊苷剂量提高 20%，每疗程 1~2 次中性粒细胞 <0.5×10^9/L，下一疗程维持原剂量。每疗程 3 次或 3 次以上 <0.5×10^9/L，下一疗程上述三种药物的剂量减少 20%，每疗程 1 次或以上血小板计数 <25×10^9/L，下一疗程上述三种药物的剂量减少 20%。

伯基特淋巴瘤

参考文献

［1］Noy A，Lee JY，Cesarman E，et al. AMC 048：modified CODOX-M/IVAC-rituximab is safe and effective for HIV-associated Burkitt lymphoma. Blood，2015 Jul 9，126（2）：160-166.

［2］Mead GM，Sydes MR，Walewski J et al. An international evaluation of CODOX-M and CODOX-M alternating with IVAC in adult Burkitt's lymphoma：results of United Kingdom Lymphoma Group LY06 study. Ann Oncol，2002，13：1264-1274.

［3］Barnes JA，Lacasce AS，Feng Y，et al.Evaluation of the addition of rituximab to CODOX-M/IVAC for Burkitt's lymphoma：a retrospective analysis.Ann Oncol，2011，22：1859-1864.

［4］Evens AM，Carson KR，Kolesar J，et al.A multicenter phase Ⅱ study incorporating high-dose rituximab and liposomal doxorubicin into the CODOX-M/IVAC regimen for untreated Burkitt's lymphoma. Ann Oncol，2013，24：3076-3081.

［5］Rizzieri DA，Johnson JL，Byrd JC，et al.Improved efficacy using rituximab and brief duration，high intensity chemotherapy with filgrastim support for Burkitt or aggressive lymphomas：cancer and Leukemia Group B study 10 002.Br J Haematol，2014，165：102-111.

［6］Thomas DA，Faderl S，O'Brien S，Bueso-Ramos C，et al.Chemoimmunotherapy with hyper-CVAD plus rituximab for the treatment of adult Burkitt and Burkitt-type lymphoma or acute lymphoblastic leukemia.Cancer, 2006, 106: 1569-1580.

[7] Thomas DA, Kantarjian HM, Cortes J, et al.Long-term outcome after hyper-CVAD and rituximab chemoimmunotherapy for Burkitt (BL) or Burkitt-like (BLL) leukemia/ lymphoma and mature B-cell acute lymphocytic leukemia (ALL) [abstract].Blood, 2008, 112: Abstract 1929.

[8] Griffin TC, Weitzman S, Weinstein H, et al.A study of rituximab and ifosfamide, carboplatin, and etoposide chemotherapy in children with recurrent/refractory B-cell (CD20+) non-Hodgkin lymphoma and mature B-cell acute lymphoblastic leukemia: Areport from the Children's Oncology Group.Pediatr Blood Cancer, 2009, 52: 177-181.

伯基特淋巴瘤

霍奇金淋巴瘤

1 治疗前评估

	I 级专家推荐	II 级专家推荐	III 级专家推荐
常规检查	病史：B 症状（发热、夜间盗汗、体重 6 个月减轻超过 10%），疾病相关症状（疲乏、瘙痒、饮酒后疼痛）； 体检（包括 PS 评分）		
实验室检查	全血细胞计数、血沉（ESR）； 肝功能、肾功能、乳酸脱氢酶（LDH）、C 反应蛋白（CRP）、碱性磷酸酶（AP）； HBV 表面抗原/抗体和核心抗体、HBV-DNA 及 HCV、HIV		
影像学检查	PET-CT； 全身增强 CT； 心电图、心脏超声、肺功能检查		浅表淋巴结和腹部 B 超
骨髓检查		骨髓穿刺和活检（若行 PET-CT 检查可不选择）	

2 病理诊断

	I 级专家推荐	II 级专家推荐	III 级专家推荐
活检方式	病变淋巴结或结外病灶切除或切取活检；骨髓穿刺及活检	淋巴结或结外病灶空芯针穿刺活检	
组织形态学	初步区分经典型和结节性淋巴细胞为主型，并注意与富于 T 细胞与组织细胞的大 B 细胞淋巴瘤、间变性大细胞淋巴瘤、外周 T 细胞淋巴瘤等类型鉴别		
IHC	经典型霍奇金淋巴瘤（CHL）： CD45，CD20，PAX5，BOB.1，Oct-2，CD3，CD30，CD15，EBV-LMP1 或 EBER-ISH，Ki-67[a] 结节性淋巴细胞为主型霍奇金淋巴瘤（NLPHL）： CD45，CD20，PAX5，BOB.1，Oct-2，CD3，CD30，CD15，EBV-LMP1 或 EBER-ISH，EMA，IgD，Ki-67[a]		

a. CHL 典型表型：CD45-，CD20-（或异质性阳性）、PAX+（弱阳性）、BOB.1 和 Oct-2 至少一个失表达，CD30+，CD15+/-、LMP1 或 EBER+/-；NLPHL 典型表型：CD45+、CD20+、PAX+、BOB.1 和 Oct-2 均阳性，EMA+/-，IgD+/-，CD30-，CD15-，LMP1 或 EBER-。

3 分期

参照 2014 年 Lugano 分期标准，见附录 A。

4 治疗

4.1 经典型霍奇金淋巴瘤

Ⅰ ~ Ⅱ期经典型霍奇金淋巴瘤根据有无不良预后因素，分为预后良好及预后不良组，不良因素见附录。Ⅲ ~ Ⅳ期国际预后评分（international prognostic score，IPS）的不良预后因素见附录。

分期	分层	I级专家推荐	II级专家推荐	III级专家推荐
I～II期	预后良好组	ABVD×2~4周期+RT（20Gy）（1A类证据）或 ABVD×2周期+剂量增强BEACOPP×2周期+RT（30Gy）（1A类证据）		
	预后不良组	ABVD×4周期+RT（30Gy）（1A类证据）或 ABVD×2周期+剂量增强BEACOPP×2周期+RT（30Gy）（1A类证据）	剂量增强BEACOPP×2周期+ABVD×2周期+RT（30Gy）（≤60岁）（1B类证据）	

分期	分层	Ⅰ级专家推荐	Ⅱ级专家推荐	Ⅲ级专家推荐
Ⅲ~Ⅳ期		ABVD×6周期 ± RT（1A类证据） 或 增强剂量 BEACOPP×4~6周期 ± RT（1A类证据） 或 ABVD×2周期+AVD×4周期 ± RT（1A类证据）	ABVD×2周期+增强剂量 BEACOPP×4周期 ± RT（2B类证据） 或 A（Brentuximab Vedotin）+AVD×6周期 ± RT （1C类证据）	

【注释】

经典型霍奇金淋巴瘤依据分期及有无预后不良因素进行分层治疗。Ⅰ~Ⅱ期霍奇金淋巴瘤的治疗原则是以化疗联合放疗为主的综合治疗，单纯化疗的整体预后仍较好，但疗效未能证实不劣于联合治疗，故适用于放疗长期毒性风险超过疾病短期控制获益的患者。根据有无不良预后因素，分为预后良好组和预后不良组。预后良好组：2~4 个周期 ABVD 方案化疗联合放疗是标准治疗[1-3]。2 个周期 ABVD 方案化疗后序贯 20Gy 放疗为合适的治疗选择。基于 PET-CT 中期疗效评价，2 个周期 ABVD 方案化疗后 PET-CT 阴性者，继续给予 ABVD 方案 1~2 个周期后行放疗 20Gy，而 PET-CT 阳性者行增强剂量的 BEACOPP 方案化疗 2 个周期及 30Gy 放疗[4]。预后不良组：4 个周期 ABVD 方案化疗联合 30Gy 放疗是标准治疗[2]。若 2 个周期 ABVD 方案化疗后进行中期 PET-CT 评价，则 PET-CT 阴性者，再继续 ABVD 方案化疗 2 个周期后行放疗（30Gy），而 PET-CT 阳性者，改为增强剂量的 BEACOPP 方案化疗 2 个周期及放疗（30Gy）[4]。对于小于 60 岁的年轻患者，可选择强化方案，2 个周期剂量增强 BEACOPP 方案化疗后给予 ABVD 方案 2 个周期及联合放疗（30Gy）[5]。

　　Ⅲ~Ⅳ期经典型霍奇金淋巴瘤的治疗原则通常为化疗，局部放疗仅限于化疗后残存病灶超过 2.5cm 以上者。小于 60 岁的年轻患者可给予 ABVD 方案化疗 6 个周期，或增强剂量的 BEACOPP 方案 4~6 个周期，可联合或不联合局部放疗[6-7]。ABVD 方案化疗后中期 PET-CT 检查推荐在化疗 2 个周期后进行，若检查结果为阴性，则后续 4 个周期可采用 AVD 方案进行化疗，尤其适用于老年及应用博来霉素肺毒性风险明显增加的患者[8]。若检查结果为阳性，可行 ABVD 或增强剂量 BEACOPP 方案化疗 4 个周期，但有研究结果证实，更换为剂量增强 BEACOPP 方案的预后优于 ABVD 方案[8-10]。近期的一项临床研究显示 6 个周期 A（Brentuximab Vedotin）-AVD 方案与标准 ABVD 方案相比，改善了 2 年的 PFS，减少了肺毒性[11]，故对于老年及肺功能不良的患者可作为治疗选择，但该方案增加了粒细胞减少性发热及外周神经毒性的风险，推荐化疗后预防性应用 G-CSF 支持治疗。增强剂量 BEACOPP 方案化疗后中期 PET-CT 检查推荐在化疗 2 个周期后进行，若检查结果为阴性，则继续 BEACOPP 方案化疗 2 个周期（共 4 个周期），若检查结果为阳性，则再进行 BEACOPP 方案化疗 4 个周期（共 6 个周期）[12]。若一线治疗疗效未达到 CR 者，适合行自体造血干细胞移植挽救治疗。值得注意的是，增强剂量的 BEACOPP 方案对于年龄超过 60 岁的老年患者增加了治疗相关死亡，因此推荐 ABVD 方案为老年患者的标准治疗方案[13]。

常用化疗方案：

ABVD 方案（每 28d 重复）

药物	剂量	用法	时间（d）
多柔比星（ADM）	$25mg/m^2$	iv	d1、15
博来霉素（BLM）	$10mg/m^2$	iv	d1、15
长春花碱（VLB）	$6mg/m^2$	iv	d1、15
达卡巴嗪（DTIC）	$375mg/m^2$	iv	d1、15

增强剂量 BEACOPP 方案（每 21d 重复）

药物	剂量	用法	时间（天）
博来霉素（BLM）	$10mg/m^2$	iv	d8
依托泊苷（VP-16）	$200mg/m^2$	iv	d1-3
多柔比星（ADM）	$35mg/m^2$	iv	d1
环磷酰胺（CTX）	$1200mg/m^2$	iv	d1
长春新碱（VCR）	$1.4mg/m^2$（最大 2mg）	iv	d8
丙卡巴嗪（PCB）	$100mg/m^2$	po	d1-7
泼尼松（PDN）	$40mg/m^2$	po	d1-14

d8 起应用 G-CSF 支持治疗。

4.2 复发 / 难治性经典型霍奇金淋巴瘤

分层	I 级专家推荐	II 级专家推荐	III 级专家推荐
符合移植条件	二线挽救化疗 + 大剂量化疗联合自体造血干细胞移植（1A 类证据）	Brentuximab Vedotin（2B 类证据）或 Nivolumab、Pembrolizumab（3 类证据）	
不符合移植条件	二线挽救化疗（2A 类证据）	Brentuximab Vedotin（3 类证据）或 Nivolumab、Pembrolizumab（3 类证据）	苯达莫司汀（3 类证据）来那度胺（3 类证据）依维莫司（3 类证据）

【注释】

复发/难治性经典型霍奇金淋巴瘤的治疗首选二线挽救方案化疗后进行大剂量化疗联合自体造血干细胞移植[14]，挽救方案可选择 DHAP（地塞米松、大剂量阿糖胞苷、顺铂）、ICE（异环磷酰胺、卡铂、依托泊苷）、IGEV（异环磷酰胺、吉西他滨和长春瑞滨）等方案，肿瘤原发耐药或一线治疗后 12 个月内复发或复发时伴有结外病灶等不良因素的患者，行造血干细胞移植治疗后可进行 Brentuximab Vedotin 单药维持治疗[15]。自体造血干细胞移植失败后亦可选择 Brentuximab Vedotin 治疗[16]。免疫检查点抑制剂 Nivolumab、Pembrolizumab 通常被推荐用于：基于合并症或首次解救化疗失败的不适合移植的复发/难治性经典型霍奇金淋巴瘤患者，以及大剂量化疗联合自体造血干细胞移植及 Brentuximab Vedotin 治疗后复发的患者[17-18]。自体造血干细胞移植后复发且仍对化疗敏感的年轻患者，可考虑行异基因干细胞移植治疗。

4.3 结节性淋巴细胞为主型霍奇金淋巴瘤

结节性淋巴细胞为主型霍奇金淋巴瘤的治疗，除无临床不良预后因素的 I A 期患者可采用单纯放疗（30Gy）[19]外，其余各期的治疗均参照经典型霍奇金淋巴瘤的治疗原则[20]，由于该类型肿瘤细胞 CD20 表达阳性，因此可采用化疗 ± 利妥昔单抗 ± 放疗治疗，化疗方案可选择 ABVD、CHOP、CVP 方案。对疑似复发者推荐重新进行活检以排除转化为侵袭性淋巴瘤的可能，复发时病变局限者可应用利妥昔单抗单药治疗，病灶广泛者可选择利妥昔单抗联合二线解救方案治疗。转化为弥漫大 B 细胞淋巴瘤患者的治疗参考相应章节。由于结节性淋巴细胞为主型霍奇金淋巴瘤不表达 CD30，因此不推荐应用 Brentuximab Vedotin 治疗。

5 疗效评价

霍奇金淋巴瘤的疗效评估主要依据 2014Lugano 疗效评价标准（见附录 B），推荐 PET-CT 或者全身增强 CT 扫描检查评估。PET-CT 采用 Deauville 评分系统进行评估，Deauville 1~2 分为 PET 阴性，4~5 分为 PET 阳性，在一些情况下 3 分视为阴性，但在基于中期 PET-CT 评价进行降级治疗时 3 分应判定为阳性[21]。对于 PET-CT 的中期评价，Ⅰ～Ⅳ期均建议在 ABVD 方案或剂量增强的 BEACOPP 方案化疗 2 个周期后进行，其意义在于及时准确地评价预后，特别是在疾病治疗早期，能够识别出那些治疗敏感的患者（PET-CT 阴性），以减少化疗周期及强度，减轻不良反应，而仍有肿瘤残存的患者（PET-CT 阳性），则需要改变治疗方案及策略。Ⅲ～Ⅳ期患者建议化疗结束后再次行 PET-CT 检查确认疗效，若 PET-CT 为阴性，则进入观察随访期，若 PET-CT 显示残存肿瘤超过 2.5cm，则建议行局部放疗。

6 预后评估

6.1 Ⅰ~Ⅱ期霍奇金淋巴瘤不良预后因素，在不同的研究组有所不同，见下表：

预后因素	EORTC	GHSG	NCCN
年龄	≥ 50		
ESR 和 B 症状	>50 且无 B 症状； >30 且有 B 症状	>50 且无 B 症状； >30 且有 B 症状	≥ 50 或有 B 症状
纵隔大肿块	MTR>0.35	MMR>0.33	MMR>0.33
受累淋巴结区数	>3	>2	>3
结外病灶		有	
大肿块直径			>10cm

EORTC. 欧洲癌症研究与治疗组织；GHSG. 德国霍奇金淋巴瘤研究组；NCCN. 美国国立综合癌症网络；
MMR. 肿块最大径 / 胸腔最大径；MTR. 肿块最大径 / 胸腔 T5/6 水平横径 >0.35

6.2 Ⅲ~Ⅳ期霍奇金淋巴瘤国际预后评分（international prognostic score，IPS）

白蛋白 <40g/L；血红蛋白 <105g/ L；男性；年龄 ≥ 45 岁；Ⅳ期病变；白细胞 ≥ 15 × 10^9/L；淋巴细胞占白细胞比例 <8％和（或）计数 <0.6 × 10^9/L。

参考文献

[1] Engert A，Franklin J，Eich HT，et al. Two cycles of doxorubicin，bleomycin，vinblastine，and dacarbazine plus extended-field radiotherapy is superior to radiotherapy alone in early favorable Hodgkin's lymphoma：final results of the GHSG HD7 trial. J Clin Oncol，2007，25：3495-3502.

[2] Ferme' C，Eghbali H，Meerwaldt JH，et al. Chemotherapy plus involved field radiation in early-stage Hodgkin's disease. N Engl J Med，2007，357：1916-1927.

[3] Engert A，Plu ¨ tschow A，EichHT，et al. Reduced treatment intensity in patients with early-stage Hodgkin's lymphoma. N Engl J Med，2010，363：640-652.

[4] Andre' MPE，Girinsky T，Federico M，et al. Early positron emission tomography response-adapted treatment in stage I and Ⅱ Hodgkin lymphoma：final results of the randomized EORTC/LYSA/FIL H10 trial. J Clin Oncol，2017，35：1786-1794.

[5] von Tresckow B，Plu ¨ tschow A，Fuchs M，et al. Dose-intensification in early unfavorable Hodgkin's

lymphoma: final analysis of the German Hodgkin Study Group HD14 trial. J Clin Oncol, 2012, 30: 907-913.

[6] Canellos GP, Niedzwiecki D, Johnson JL. Long-term follow-up of survival in Hodgkin's lymphoma. N Engl J Med, 2009, 361: 2390-2391.

[7] Engert A, Haverkamp H, Kobe C, et al. Reduced-intensity chemotherapy and PET-guided radiotherapy in patients with advanced stage Hodgkin's lymphoma (HD15 trial): a randomised, open-label, phase 3 noninferiority trial. Lancet, 2012, 379: 1791-1799.

[8] Johnson P, Federico M, Kirkwood A, et al. Adapted treatment guided by interim PET-CT scan in advanced Hodgkin's lymphoma. N Engl J Med, 2016, 374: 2419-2429.

[9] Press OW, Li H, Scho¨der H, et al. US Intergroup trial of response adapted therapy for stage Ⅲ to Ⅳ Hodgkin lymphoma using early interim fluorodeoxyglucose-positron emission tomography imaging: Southwest Oncology Group S0816. J Clin Oncol, 2016, 34: 2020-2027.

[10] Zinzani PL, Broccoli A, Gioia DM, et al. Interim positron emission tomography response-adapted therapy in advanced-stage Hodgkin lymphoma: final results of the phase Ⅱ part of the HD0801 study. J Clin Oncol, 2016, 34: 1376-1385.

[11] Connors JM, Jurczak W, Straus DJ, et al. Brentuximab vedotin with chemotherapy for stage Ⅲ or Ⅳ Hodgkin's lymphoma. N Engl J Med, 2018, 378: 331-344.

[12] Borchmann P, Goergen H, Kobe C, et al. PET-guided treatment in patients with advanced-stage

Hodgkin's lymphoma (HD18): final results of an open-label, international, randomised phase 3 trial by the German Hodgkin Study Group. Lancet, 2017, 390: 2790-2802.

[13] Bo "ll B, Goergen H, Behringer K, et al. Bleomycin in older early-stage favorable Hodgkin lymphoma patients: analysis of the German Hodgkin Study Group (GHSG) HD10 and HD13 trials. Blood, 2016, 127: 2189-2192.

[14] Schmitz N, Pfistner B, Sextro M, et al. Aggressive conventional chemotherapy compared with high-dose chemotherapy with autologous haemopoietic stem-cell transplantation for relapsed chemosensitive Hodgkin's disease: a randomised trial. Lancet, 2002, 359: 2065-2071.

[15] Moskowitz CH, Nademanee A, Masszi T, et al. Brentuximab vedotin as consolidation therapy after autologous stem-cell transplantation in patients with Hodgkin's lymphoma at risk of relapse or progression (AETHERA): a randomised, double-blind, placebo-controlled, phase 3 trial. Lancet, 2015, 385: 1853-1862.

[16] Chen R, Gopal AK, Smith SE, et al. Five-year survival and durability results of brentuximab vedotin in patients with relapsed or refractory Hodgkin lymphoma. Blood, 2016, 128: 1562-1566.

[17] Younes A, Santoro A, Shipp M, et al. Nivolumab for classical Hodgkin's lymphoma after failure of both autologous stem-cell transplantation and brentuximab vedotin: a multicentre, multicohort, single-arm phase 2 trial. Lancet Oncol, 2016, 17: 1283-1294.

[18] Chen R, Zinzani PL, Fanale MA, et al. Phase II study of the efficacy and safety of pembrolizumab for

relapsed/refractory classic Hodgkin lymphoma. J Clin Oncol, 2017, 35: 2125–2132.

[19] Eichenauer DA, Plu¨tschow A, Fuchs M, et al. Long-term course of patients with stage Ⅰ A nodular lymphocyte-predominant Hodgkin lymphoma: a report from the German Hodgkin Study Group. J Clin Oncol, 2015, 33: 2857–2862.

[20] Nogova' L, Reineke T, Brillant C, et al. Lymphocyte-predominant and classical Hodgkin's lymphoma: a comprehensive analysis from the German Hodgkin Study Group. J Clin Oncol, 2008, 26: 434–439.

[21] Dann EJ. PET/CT adapted therapy in Hodgkin disease: current state of the art and future directions. Curr Oncol Rep, 2012, 14: 403–410.

慢性淋巴细胞白血病

1 治疗前评估

I 级专家推荐	II 级专家推荐	III 级专家推荐
病史和体格检查、体能状态	外周血淋巴细胞常规核型分析	
全血细胞计数和血细胞分类	全身 CT	
外周血淋巴细胞免疫分型	MRI	
血生化、血清免疫球蛋白及直接 Coombs 试验	全身 PET–CT	浅表淋巴结和腹部 B 超
感染指标（HBV/HCV/HIV/CMV/EBV）	超声心动图	
骨髓穿刺及活检		
外周血淋巴细胞分子遗传学（FISH）检查		
TP53 突变状态		
IGHV 突变状态		
血清 β2 微球蛋白		
胸部 X 线平片		
腹部超声		

慢性淋巴细胞白血病

【注释】

慢性淋巴细胞白血病（chronic lymphocytic leukemia，CLL）是主要发生在中老年人群的一种成熟 B 淋巴细胞克隆增殖性肿瘤，以淋巴细胞在外周血、骨髓、脾脏和淋巴结聚集为特征。世界卫生组织（WHO）对造血系统肿瘤的分类中，将 CLL 定义为白血病样的淋巴细胞淋巴瘤，其白血病表现是唯一与小淋巴细胞淋巴瘤（small lymphocytic lymphoma，SLL）的不同之处[1]。根据上述定义，CLL 均为 B 细胞来源，而以前的所谓 T-CLL 现在被称为 T- 幼淋巴细胞淋巴瘤（T-PLL）[2]。

CLL 治疗前必须对患者进行全面评估。评估的内容包括：①病史和体格检查：特别是淋巴结（包括咽淋巴环和肝脾大小）；②体能状态：ECOG 和（或）疾病累积评分表（CIRS）评分；③B 症状：盗汗、发热、体重减轻；④血常规检测：包括白细胞计数及分类、血小板计数、血红蛋白等；⑤血清生化检测，包括肝肾功能、电解质、LDH、β 2-MG、免疫球蛋白、直接 Coombs 试验；⑥骨髓活检 ± 涂片：治疗前、疗效评估及鉴别血细胞减少原因时进行，典型病例的诊断、常规随访无需骨髓检查；⑦常规染色体核型分析（CpG 刺激）；⑧感染筛查：HBV、HCV、HIV、CMV、EBV 检测；⑨特殊情况下检测：免疫球蛋白定量、网织红细胞计数和直接抗人球蛋白试验（怀疑有溶血时必做）；超声心动图检查（拟采用蒽环类或蒽醌类药物治疗时）；颈、胸、腹、盆腔增强 CT 检查、PET-CT 等。PET-CT 有助于判断是否发生组织学转化并指导活检部位（摄取最高部位）。

2 病理诊断

	I 级专家推荐	II 级专家推荐	III 级专家推荐
IHC		CD3, CD5, CD10, CD20, CD23, cyclin D_1, LEF_1	
流式	CD19, CD20, CD5, CD23, CD10, kappa/lambda, cyclin D_1	CD200	
基因	t (11; 14), t (11q; v) +12, del (11q), del (13q), del (17p) TP53 基因测序 IGHV 突变状态检测	常规染色体核型分析（CpG 刺激）	

【注释】

达到以下 3 项标准可以诊断 CLL：①外周血 B 淋巴细胞（CD19+ 细胞）计数 $\geq 5 \times 10^9$/L，且持续至少 3 个月。②外周血涂片中特征性的表现为小的、形态成熟的淋巴细胞显著增多，其细胞质少、核致密、核仁不明显、染色质部分聚集，外周血淋巴细胞中不典型淋巴细胞及幼稚淋巴细胞 $\leq 55\%$。③典型的免疫表型：CD19+、CD5+、CD23+、CD43+/-、CD10-、cyclin D_1-、CD200+；表面免疫球蛋白（sIg）、CD20 及 CD79b 弱表达（dim）。流式细胞学确认 B 细胞的克隆性，即 B

细胞表面限制性表达 κ 或 λ 轻链（κ ： λ >3 ： 1 或 <0.3 ： 1）或 >25% 的 B 细胞 sIg 不表达。

单克隆 B 淋巴细胞增多症（MBL）：MBL 是指健康个体外周血存在低水平的单克隆 B 淋巴细胞。诊断标准：① B 细胞克隆性异常；②外周血 B 淋巴细胞 $<5 \times 10^9$/L；③无肝、脾、淋巴结肿大（所有淋巴结长径均 <1.5cm）；④无贫血及血小板减少；⑤无慢性淋巴增殖性疾病（CLPD）的其他临床症状。每年 1% ~2% 的 MBL 进展为需要治疗的 CLL[3-4]。

分子生物学标志物的检测可提供患者预后相关的信息：如 IGHV 野生型、TP53 基因缺失或突变均提示预后不良[5]。CLL 患者需进行 FISH 检测 del（13q）、+12、del（11q）、del（17p）以及 TP53、IGHV、NOTCH1、SF3B1、BIRC3、MYD88 等基因突变，以帮助判断预后和指导治疗。

3　分期

临床上对于 CLL 广泛应用 Rai 和 Binet 两种临床分期系统[6, 7]。这两种分期均仅依赖体检和简单实验室检查，不需要进行超声、CT 或 MRI 扫描等影像学检查。

分期	定义
Binet 分期	
Binet A	HGB ≥ 100g/L，PLT ≥ 100×10^9/L，<3 个淋巴区域
Binet B	HGB ≥ 100g/L，PLT ≥ 100×10^9/L，≥ 3 个淋巴区域
Binet C	HGB<100g/L 和（或）PLT<100×10^9/L

<table>
<tr><th colspan="2">分期（续）</th></tr>
<tr><th>分期</th><th>定义</th></tr>
<tr><td>Rai 分期</td><td></td></tr>
<tr><td>低危</td><td></td></tr>
<tr><td>Rai 0</td><td>仅 MBC ≥ 5 × 10^9/L</td></tr>
<tr><td>中危</td><td></td></tr>
<tr><td>Rai Ⅰ</td><td>MBC ≥ 5 × 10^9/L+ 淋巴结肿大</td></tr>
<tr><td>Rai Ⅱ</td><td>MBC ≥ 5 × 10^9/L+ 肝和（或）脾肿大 ± 淋巴结肿大</td></tr>
<tr><td>高危</td><td></td></tr>
<tr><td>Rai Ⅲ</td><td>MBC ≥ 5 × 10^9/L+HGB<110 g/L± 淋巴结 / 肝 / 脾肿大</td></tr>
<tr><td>Rai Ⅳ</td><td>MBC ≥ 5 × 10^9/L+PLT<100 × 10^9/L± 淋巴结 / 肝 / 脾肿大</td></tr>
</table>

【注释】

淋巴区域：包括颈、腋下、腹股沟（单侧或双侧均计为 1 个区域）、肝和脾。MBC：单克隆 B 淋巴细胞计数。免疫性血细胞减少不作为分期的标准。

慢性淋巴细胞白血病

4 治疗

4.1 初治患者

分层 1	分层 2	分层 3	Ⅰ级专家推荐	Ⅱ级专家推荐	Ⅲ级专家推荐
无治疗指征			观察等待，每 2~6 个月随访 1 次		
有治疗指征	无 del (17p) / p53 基因突变	存在严重伴随疾病的虚弱患者（不能耐受嘌呤类似物）	苯丁酸氮芥 + 利妥昔单抗（2A 类证据）伊布替尼（1 类证据）	甲强龙冲击 + 利妥昔单抗（2B 类证据）	苯丁酸氮芥（3 类证据）利妥昔单抗（3 类证据）
		≥ 65 岁或存在严重伴随疾病（CIRS 评分 >6 分）的 <65 岁患者	苯丁酸氮芥 + 利妥昔单抗（2A 类证据）伊布替尼（1 类证据）苯达莫司汀 ± 利妥昔单抗（2A 类证据）	甲强龙冲击 + 利妥昔单抗（2B 类证据）	苯丁酸氮芥（3 类证据）利妥昔单抗（3 类证据）

分层1	分层2	分层3	Ⅰ级专家推荐	Ⅱ级专家推荐	Ⅲ级专家推荐
		<65岁且无严重伴随疾病（CIRS评分≤6分）	氟达拉滨+环磷酰胺+利妥昔单抗（1类证据） 伊布替尼（2A类证据） 苯达莫司汀±利妥昔单抗（2A类证据）	氟达拉滨+利妥昔单抗（2A类证据） 甲强龙冲击+利妥昔单抗（2B类证据）	
		有del（17p）/p53基因突变	伊布替尼（2A类证据） 参加临床试验	甲强龙冲击+利妥昔单抗（2A类证据）	

【注释】

（1）苯丁酸氮芥+利妥昔单抗方案

苯丁酸氮芥 $10mg/m^2$，d1–7

利妥昔单抗 $375mg/m^2$，第1周期；此后 $500mg/m^2$

每28d重复。

（2）伊布替尼方案

伊布替尼 420mg，口服，每日 1 次。

（3）苯达莫司汀 ± 利妥昔单抗方案

苯达莫司汀 90mg/m^2，d1-2

利妥昔单抗 375mg/m^2，d0，第 1 周期；此后 500mg/m^2

每 28d 重复。

（4）甲强龙冲击 + 利妥昔单抗方案

甲泼尼龙 1g/m^2，d1-5

利妥昔单抗 375mg/m^2，每周 1 次，连用 4 周

每 28d 重复。

（5）氟达拉滨 + 环磷酰胺 + 利妥昔单抗方案

氟达拉滨 25mg/m^2，d1-3

环磷酰胺 250mg/m^2，d1-3

利妥昔单抗 375mg/m^2，d0，第 1 周期；此后 500mg/m^2

每 28d 重复。

（6）氟达拉滨 + 利妥昔单抗方案

氟达拉滨 25mg/m^2，d1-5

利妥昔单抗 375mg/m^2，每周 1 次，连用 4 周

慢性淋巴细胞白血病

每 28d 重复。

4.2 复发难治患者

分层 1	分层 2	I 级专家推荐	II 级专家推荐	III 级专家推荐
含氟达拉滨方案诱导持续缓解 <3 年，或难治患者和（或）伴 del（17p）/TP53 基因突变	身体一般状况良好，年龄 <65 岁	临床试验 伊布替尼（1 类证据） 如果获得缓解可以考虑行减低剂量预处理的异基因造血干细胞移植（2A 类证据）	甲强龙冲击 + 利妥昔单抗（2A 类证据） 来那度胺 ± 利妥昔单抗（2A 类证据）	
	身体一般状况欠佳，或年龄 ≥ 65 岁	临床试验 伊布替尼（1 类证据）	甲强龙冲击 + 利妥昔单抗（2A 类证据） 来那度胺 ± 利妥昔单抗（2A 类证据）	

复发难治患者（续）

分层 1	分层 2	I 级专家推荐	II 级专家推荐	III 级专家推荐
持续缓解 ≥ 3 年且无 del（17p）/ TP53 基因突变	身体一般状况良好	重复一线治疗方案 伊布替尼（1 类证据）	苯达莫司汀 + 利妥昔单抗（2A 类证据） 氟达拉滨 + 环磷酰胺 + 利妥昔单抗（2A 类证据） 甲强龙冲击 + 利妥昔单抗（2A 类证据） 来那度胺 ± 利妥昔单抗（2A 类证据）	
	身体一般状况欠佳	伊布替尼（1 类证据） 重复一线治疗方案	苯丁酸氮芥 + 利妥昔单抗（2A 类证据） 减低剂量的氟达拉滨 + 环磷酰胺 + 利妥昔单抗（2A 类证据） 甲强龙冲击 + 利妥昔单抗（2A 类证据） 来那度胺 ± 利妥昔单抗（2A 类证据）	

慢性淋巴细胞白血病

来那度胺 + 利妥昔单抗方案

来那度胺 10mg/m²，d9 开始口服

利妥昔单抗 375mg/m²，每周 1 次，连用 4 周，第 1 周期；第 3~12 周期第 1 天给药

每 28d 重复。

CLL 的治疗指征包括以下几项，只有具备以下至少 1 项时方可开始治疗：①进行性骨髓衰竭的证据：表现为血红蛋白和（或）血小板进行性减少。②巨脾（如左肋缘下 >6cm）或进行性或有症状的脾肿大。③巨块型淋巴结肿大（如最长直径 >10cm）或进行性或有症状的淋巴结肿大。④进行性淋巴细胞增多，如 2 个月内淋巴细胞增多 >50%，或淋巴细胞倍增时间（LDT）<6 个月。当初始淋巴细胞 <30 × 10⁹/L，不能单凭 LDT 作为治疗指征。⑤淋巴细胞计数 >200 × 10⁹/L，或存在白细胞淤滞症状。⑥自身免疫性溶血性贫血（AIHA）和（或）免疫性血小板减少症（ITP）对皮质类固醇或其他标准治疗反应不佳。⑦至少存在下列一种疾病相关症状：a. 在以前 6 个月内无明显原因的体重下降 ≥ 10%；b. 严重疲乏（如 ECOG 体能状态 ≥ 2；不能进行常规活动）；c. 无感染证据，体温 >38.0℃，≥ 2 周；d. 无感染证据，夜间盗汗 >1 个月。⑧临床试验：符合所参加临床试验的入组条件。不符合上述治疗指征的患者，每 2~6 个月随访 1 次，随访内容包括临床症状及体征、肝 / 脾 / 淋巴结肿大情况和血常规等。

CLL 的一线治疗根据 FISH 结果［del（17p）和 del（11q）］、年龄及身体状态进行分层治疗。患

者的体能状态和实际年龄均为重要的参考因素；治疗前评估患者的伴发疾病和身体适应性极其重要。体能状态良好的患者建议选择一线标准治疗，其他患者则使用减低剂量化疗或支持治疗。对于del（17p）或P53基因突变的患者，常规化疗方案疗效不佳，建议参加新药临床试验。若无临床试验，建议首选伊布替尼治疗。在一项包括35例初治的伴有P53基因缺失或突变的CLL患者的Ⅱ期临床试验中，伊布替尼单药的客观有效率达97%，2年生存率84%，2年时的疾病累积进展率仅9%，显示出较好的疗效[9]。

对于复发难治的CLL患者，一项Ⅲ期临床研究（RESONATE研究）证实了伊布替尼的疗效和安全性[10]。在该项研究中，接受伊布替尼作为二线治疗的患者的ORR、PFS和OS较对照组（接受Ofatumumab单抗治疗）均有显著改善（3年PFS 59% vs 3%，3年OS 91% vs 74%），大部分3度及以上不良事件的发生率均低于10%。基于上述研究结果，伊布替尼可作为复发难治CLL患者的优先治疗选择。

对于临床上疑有转化的患者，应尽可能进行淋巴结切除活检明确诊断。组织学转化在病理学上分为弥漫大B细胞淋巴瘤（DLBCL）与经典型霍奇金淋巴瘤（cHL）。对于前者，有条件的单位可进行CLL和转化后组织的IGHV基因测序以明确两者是否为同一克隆起源。对于克隆无关的DLBCL，参照DLBCL的治疗方案进行治疗。对于克隆相关的DLBCL或不明克隆起源，可选用R-CHOP、R-DA-EPOCH、R-HyperCVAD（A方案）等方案，如取得缓解，尽可能进行异基因造血干细胞移植，否则参照难治复发DLBCL治疗方案。对于cHL，参考cHL的治疗方案治疗。

自体造血干细胞移植有可能改善患者的无进展生存（PFS），但并不延长总生存（OS）期[11]，不推荐采用。异基因造血干细胞移植（allo-HSCT）目前仍是 CLL 的唯一治愈手段，但由于 CLL 主要为老年患者，仅少数适合移植，主要适应证为：①一线治疗难治或持续缓解 <2~3 年的复发患者或伴 del（17p）/TP53 基因突变 CLL 患者；② Richter 转化患者。

5　预后评估

目前推荐使用 CLL 国际预后指数（CLL-IPI）进行综合预后评估[8]。

慢性淋巴细胞白血病国际预后指数（CLL-IPI）

危险因素	积分	CLL-IPI 积分	危险分层
TP53 缺失或突变	4	0~1	低危
IGHV 基因野生型（无突变）	2	2~3	中危
β2 微球蛋白 >3.5mg/L	2	4~6	高危
Rai 分期 I ～ IV 期或 Bennet 分期 B~C 期	1	7~10	极高危
年龄 >65 岁	1		

IGHV. 免疫球蛋白重链可变区

参考文献

［1］Catovsky D, M ü ller-Hermelink HK, Montserrat E, et al. B-cell prolymphocytic leukaemia. In: Jaffe ES, Harris NL, Stein H, Vardiman JW, eds. World Health Organization Classification of Tumours Pathology and Genetics of Tumours of Haematopoietic and Lymphoid Tissues. Lyon: IARC Press, 2001: 131-132.

［2］Catovsky D, Ralfkiaer E, M ü ller-Hermelink HK. T-cell prolymphocytic leukaemia. In: JaffeES, Harris NL,Stein H,Vardiman JW,eds. World Health Organization Classification of Tumours Pathology and Genetics of Tumours of Haematopoietic and Lymphoid Tissues. Lyon: IARC Press, 2001: 195-196.

［3］Rawstron AC, Bennett FL, O'Connor SJ, et al. Monoclonal B-cell lymphocytosis and chronic lymphocytic leukemia. *N Engl J Med*, 2008, 359（6）: 575-583.

［4］Strati P, Shanafelt TD. Monoclonal B-cell lymphocytosis and early-stage chronic lymphocytic leukemia: diagnosis, natural history, and risk stratification. *Blood*, 2015, 126（4）: 454-462.

［5］Parikh SA, Shanafelt TD. Prognostic factors and risk stratification in chronic lymphocytic leukemia. *Semin Oncol*, 2016, 43: 233-240.

［6］Rai KR, Sawitsky A, Cronkite EP, et al. Clinical staging of chronic lymphocytic leukemia. *Blood*, 1975, 46（2）: 219-234.

[7] Binet JL, Auquier A, Dighiero G, et al. A new prognostic classification of chronic lymphocytic leukemia derived from a multivariate survival analysis. *Cancer*, 1981, 48: 198-204.

[8] International CLL-IPI working group. An international prognostic index for patients with chronic lymphocytic leukaemia (CLL-IPI): a meta-analysis of individual patient data. *Lancet Oncol*, 2016, 17 (6): 779-790.

[9] Farooqui MZ, Valdez J, Martyr S, et al. Ibrutinib for previously untreated and relapsed or refractory chronic lymphocytic leukaemia with TP53 aberrations: a phase 2, single-arm trial. Lancet Oncol, 2015, 16: 169-176.

[10] Byrd JC, Brown JR, O' Brien S, et al. Ibrutinib versus Ofatumumab in Previously Treated Chronic Lymphoid Leukemia. N Engl J Med, 2014, 371: 213-223.

[11] Reljic T, Kumar A, Djulbegovic B, et al. High-dose therapy and autologous hematopoietic cell transplantation as front-line consolidation in chronic lymphocytic leukemia: a systematic review. Bone Marrow Transplant, 2015, 50: 1069-1074.

[12] Hillmen P, Gribben JG, Follows GA, et al. Rituximab plus chlorambucil as first-line treatment for chronic lymphocytic leukemia: Final analysis of an open-label phase Ⅱ study. J Clin Oncol, 2014 Apr 20, 32 (12): 1236-1241. doi: 10.1200/JCO.2013.49.6547.

[13] Burger JA, Tedeschi A, Barr PM, et al. Ibrutinib as initial therapy for patients with chronic lymphocytic leukemia. N Engl J Med, 2015 Dec 17, 373 (25): 2425-2437. doi: 10.1056/

NEJMoa1509388.

[14] Eichhorst B, Fink AM, Bahlo J, et al. First-line chemoimmunotherapy with bendamustine and rituximab versus fludarabine, cyclophosphamide, and rituximab in patients with advanced chronic lymphocytic leukaemia (CLL10): an international, open-label, randomised, phase 3, non-inferiority trial. Lancet Oncol, 2016 Jul, 17 (7): 928-942. doi: 10.1016/S1470-2045 (16) 30051-1.

[15] Castro JE, Sandoval-Sus JD, Bole J, et al. Rituximab in combination with high-dose methylprednisolone for the treatment of fludarabine refractory high-risk chronic lymphocytic leukemia. Leukemia, 2008 Nov, 22 (11): 2048-2053. doi: 10.1038/leu.2008.214.

[16] Byrd JC, Peterson BL, Morrison VA, et al. Randomized phase 2 study of fludarabine with concurrent versus sequential treatment with rituximab in symptomatic, untreated patients with B-cell chronic lymphocytic leukemia: results from Cancer and Leukemia Group B 9712 (CALGB 9712). Blood, 2003 Jan 1, 101 (1): 6-14.

[17] Badoux XC, Keating MJ, Wen S, et al. Phase II study of lenalidomide and rituximab as salvage therapy for patients with relapsed or refractory chronic lymphocytic leukemia. J Clin Oncol, 2013 Feb 10, 31 (5): 584-591. doi: 10.1200/JCO.2012.42.8623.

慢性淋巴细胞白血病

附录

附录 A　2014 版 Lugano 分期标准（CT、MRI 或 PET-CT 作为分期检查方法）

局限期	
Ⅰ期	仅侵及单一淋巴结区域（Ⅰ），或侵及单一结外器官不伴有淋巴结受累（ⅠE）
Ⅱ期	侵及 ≥ 2 个淋巴结区域，但均在膈肌同侧（Ⅱ），可伴有同侧淋巴结引流区域的局限性结外器官受累（ⅡE）（例如：甲状腺受累伴颈部淋巴结受累，或纵隔淋巴结受累直接延伸至肺脏受累）
Ⅱ期大包块*	Ⅱ期伴有大包块者
进展期	
Ⅲ期	侵及膈肌上下淋巴结区域，或侵及膈上淋巴结 + 脾受累（ⅢS）
Ⅳ期	侵及淋巴结引流区域之外的结外器官（Ⅳ）

【注释】

　　1.*. 根据 2014 年 Lugano 改良分期标准，不再对淋巴瘤的大包块（bulky）病灶进行具体的数据限定，只需在病例中明确记载最大病灶之最大径即可；Ⅱ期伴有大肿块的患者，应根据病理类型及疾病不良预后因素而酌情选择治疗原则，如伴有大包块的惰性淋巴瘤患者可选择局限期治疗模式，但是伴有大包块的侵袭性淋巴瘤患者，则应选择进展期治疗模式。

2. Ann Arbor 分期对于淋巴结分布区域的定义（仍然适用于 Lugano 分期）：

膈上（共 12 个区域，由于不能被一个放射野涵盖，因此左右各为一个区域）：韦氏环（Waldeyer 环）（鼻咽及口咽部的淋巴组织环，包括腭扁桃体、咽后壁腺样体、舌扁桃体及其他该部位淋巴组织为一个区域）、左/右颈部（单侧耳前、枕部、颌下、颏下、颈内、锁骨上为一个区域）、左/右锁骨下、左/右腋窝（含胸部及内乳）、左/右滑车上（含肘窝）、纵隔（含气管旁、胸腺区域）、左/右肺门；

膈下（共 9 个区域）：脾脏、上腹部（脾门、肝门、腹腔）、下腹部（腹主动脉旁、腹膜后、肠系膜周围、腹部其他非特指淋巴结为一个区域）、左/右髂血管旁、左/右腹股沟（含股部）、左/右腘窝。

3. B 症状主要在 HL 中有预后意义并需要记录；最新文献中 B 症状在 NHL 的价值较低，但是仍然建议在病例中记录。所谓 B 症状：不明原因体重下降 10%（诊断前 6 个月内），发热 >38℃并排除其他原因发热，盗汗（夜间大量出汗，需要更换衣服被褥）。

4. 扁桃体、韦氏环、脾脏视为淋巴器官。

5. 备注：淋巴瘤的分期尽管不断改良，但是争议持续存在，主要是对于分期的定义存在解读分歧，或者对特殊部位未能做出全面而明确的定义。正因如此，后续才建立了多种预后指数用于补充临床分期之不足，以指导临床治疗和判断预后。而且，不同于实体瘤的是，淋巴瘤的临床分期不是决定治疗和预后的最关键因素。

附录 B　Lugano 会议修订的评效标准

备注：疗效评价采用 2014 版 Lugano 会议修订的标准，分为影像学缓解（CT/MRI 评效）和代谢缓解（PET-CT 评效）。

	病灶区域	PET-CT 评效	CT 评效
CR	淋巴结及结外受累部位	5PS 评分 1，2，3* 分，伴或不伴有残余病灶； 注：韦氏环、结外高代谢摄取器官如脾脏或 G-CSF 刺激后的骨髓，代谢可能高于纵隔/肝血池，此时评判 CR 应与本底水平相比	靶病灶（淋巴结）长径（Ldi）≤ 1.5cm 无结外病灶
	不可测病灶	不适用	消失
	器官增大	不适用	退至正常
	新发病灶	无	无
	骨髓	无骨髓 FDG 敏感疾病证据	形态学正常，若不确定需行 IHC 阴性

	病灶区域	PET–CT 评效	CT 评效
PR	淋巴结及结外受累部位	5PS 评分 4~5 分，伴摄取较基线减低，残余病灶可为任意大小	最多 6 个靶病灶 PPD（Ldi × 垂直于 Ldi 的短径）总和，即 SPD 缩小 ≥ 50%
		中期评估，上述情况提示治疗有效	当病灶小至无法测量：5mm × 5mm
		终末期评估，上述情况提示疾病尚有残留	当病灶消失：0mm × 0mm
	不可测病灶	不适用	消失 / 正常，残余病灶 / 病灶未增大
	器官增大	不适用	脾脏长径缩小 > 原长径增大值的 50%；常默认脾脏正常大小 13cm，若原为 15cm，判 PR 需长径 <14cm
	新发病灶	无	无
	骨髓	残余摄取高于正常骨髓组织但较基线减低；如果骨髓持续存在结节性局部异常改变，需 MRI 或活检或中期评估来进一步诊断	不适用

Lugano 会议修订的评效标准（续）

	病灶区域	PET–CT 评效	CT 评效
SD	靶病灶（淋巴结 / 结节性肿块、结外病灶）	无代谢反应：中期 / 终末期评效 5PS 评分 4~5 分、代谢较基线相比无明显改变	最多 6 个靶病灶 SPD 增大 <50%，无 PD 证据
	不可测病灶	不适用	未达 PD
	器官增大	不适用	未达 PD
	新发病灶	无	无
	骨髓	同基线	不适用

	病灶区域	PET–CT 评效	CT 评效
PD	单独的靶病灶（淋巴结/结节性肿块、结外病灶）	5PS 评分 4~5 分伴摄取较基线增加，和（或）中期或终末期评效时出现新发摄取增高	至少 1 个靶病灶进展即可诊断，淋巴结/结外病灶需同时符合下述要求： Ldi>1.5cm PPD 增加≥50%（较最小状态） Ldi 或 Sdi 较最小状态增加：0.5cm（≤2cm 病灶）或 1.0cm（>2cm 病灶）
			脾脏长径增长>原长径增大值的 50%，常默认脾脏正常大小 13cm，若原为 15cm，判 PD 需长径>16cm；若基线无脾大，长径需在基线基础上至少增加 2cm；新出现或复发的脾大

Lugano 会议修订的评效标准（续）

病灶区域	PET–CT 评效	CT 评效
不可测病灶	无	新发病灶或原有非可测病灶明确进展
新发病灶	出现淋巴瘤相关新发高代谢灶（排除感染、炎症等），若未明确性质需行活检或中期评估	原已缓解病灶再次增大
		新发淋巴结任意径线 >1.5cm
		新发结外病灶任意径线 >1.0cm，若直径 <1.0cm 需明确该病灶是否与淋巴瘤相关
		明确与淋巴瘤相关的任意大小的病灶
骨髓	新出现或复发的高代谢摄取	新发或复发的骨髓受累

Deauville 的 PET 评效 5 分法：

1 分：摄取 ≤ 本底；

2 分：摄取 ≤ 纵隔血池；

3 分：纵隔血池 < 病灶摄取 ≤ 肝血池；

4 分：摄取 > 肝血池（轻度）；

5 分：摄取 > 肝血池（显著，SUVmax>2 倍肝血池）或新发病灶；

X 分：新发摄取异常，考虑与淋巴瘤无关；

*5PS 评分为 3 分：在多数患者中提示标准治疗下预后较好，特别对于中期评估患者。但是，在某些降阶梯治疗的临床试验中，评分为 3 被认为治疗效果不佳，需要避免治疗不足。

可测量病灶：

最多 6 个显著的淋巴结 / 淋巴结融合肿块、结外病灶，且两个径线均易被测量；

（1）淋巴结（nodes）：淋巴结需按照区域划分；如果有纵隔及腹膜后淋巴结肿大，则应该包括这些病灶；可测淋巴结需长径 >1.5cm；

（2）非淋巴结病灶（non-nodal lesions）：包括实体器官（如肝、脾、肾、肺等）、消化道、皮肤或触诊可及标注部分，可测结外病灶需长径 >1.0cm。

不可测量病灶：

任何无法作为可测量 / 可评估的显著病灶均被认为不可测量病灶。包括：

（1）任何淋巴结 / 淋巴结融合肿块、结外病灶，即所有未能被选择为显著的、或可测量的、或未达到可测量标准但依然认为是病灶的部分；

（2）考虑为疾病受累但难以量化测量的，比如胸水、腹水、骨转移、软脑膜受累、腹部肿块病灶等；

（3）其他未确诊需要影像学随访病灶；

韦氏环以及结外病灶（extranodal sites）（如消化道、肝、骨髓）：评判 CR 时 FDG 摄取可能高于纵隔池，但不应高于周围本底水平（例如骨髓因化疗或应用 G-CSF 代谢活性普遍升高）。

附录 C IPI 评分

项目	0分	1分
年龄	≤ 60 岁	>60 岁
分期	I～II期	III～IV期
ECOG 评分	0~1 分	≥ 2 分
结外病变	0~1 个	≥ 2 个
LDH	正常	高于正常

【注释】

0~1 分为低危；2 分为中低危；3 分为高中危；4~5 分为高危

附录 D 2016 版 WHO 淋巴瘤病理分类

备注：斜体为暂定型

非霍奇金淋巴瘤	
经典型霍奇金淋巴瘤	结节硬化型 富于淋巴细胞型 混合细胞型 淋巴细胞消减型
结节性淋巴细胞为主型霍奇金淋巴瘤	
非霍奇金淋巴瘤	
淋巴母细胞淋巴瘤 / 急性淋巴细胞白血病	T 淋巴母细胞性淋巴瘤 / 白血病 B 淋巴母细胞性淋巴瘤 / 白血病

非霍奇金淋巴瘤	
成熟 B 细胞淋巴瘤	慢性淋巴细胞白血病 / 小淋巴细胞淋巴瘤
	B– 幼淋巴细胞性淋巴瘤
	毛细胞白血病
	脾 B 细胞淋巴瘤 / 白血病，不能分类
	淋巴浆细胞淋巴瘤 / 华氏巨球蛋白血症
	边缘区 B 细胞淋巴瘤
	– 结内边缘区 B 细胞淋巴瘤
	– 结外边缘区 B 细胞淋巴瘤，黏膜相关淋巴组织型
	– 脾边缘区淋巴瘤
	滤泡性淋巴瘤
	– 滤泡性淋巴瘤 1~3 级
	– 十二指肠型滤泡性淋巴瘤
	– 儿童型滤泡性淋巴瘤
	– 原发皮肤滤泡中心淋巴瘤
	– *伴 IRF4 重排的大 B 细胞淋巴瘤*

2016 版 WHO 淋巴瘤病理分类（续）

非霍奇金淋巴瘤
– 原位滤泡性瘤变
套细胞淋巴瘤
– 经典套细胞淋巴瘤
– 多形性 / 母细胞样套细胞淋巴瘤
– 白血病型非结性套细胞淋巴瘤
– 原位套细胞瘤变
弥漫大 B 细胞淋巴瘤
– 弥漫大 B 细胞淋巴瘤，非特指型
* 生发中心 B 细胞亚型
* 活化 B 细胞亚型
– 原发中枢神经系统弥漫大 B 细胞淋巴瘤
– 原发皮肤弥漫大 B 细胞淋巴瘤，腿型
– 原发纵隔（胸腺）大 B 细胞淋巴瘤
– 血管内大 B 细胞淋巴瘤

2016 版 WHO 淋巴瘤病理分类（续）

非霍奇金淋巴瘤
– 原发渗出性淋巴瘤 –T 细胞 / 组织细胞丰富型大 B 细胞淋巴瘤 –ALK 阳性大 B 细胞淋巴瘤 – 浆母细胞淋巴瘤 – 淋巴瘤样肉芽肿病 – 慢性炎症相关弥漫大 B 细胞淋巴瘤 –EBV 阳性 DLBCL，非特指型 –*EBV 阳性黏膜皮肤溃疡* –HHV8 阳性 DLBCL，非特指型 – 高级别 B 细胞淋巴瘤 　　* 伴 MYC 及 *BLC2* 和（或）*BCL6* 基因重排（双打击、三打击） 　　* 非特指型 –B 细胞淋巴瘤，介于弥漫大 B 细胞淋巴瘤和经典霍奇金淋巴瘤之间，不能分类 伯基特淋巴瘤

2016 版 WHO 淋巴瘤病理分类（续）

非霍奇金淋巴瘤	
	– 伯基特淋巴瘤，伴 11q 异常
	重链病（MGUS），IgM（α 重链病 / γ 重链病 / μ 重链病）
	重链病（MGUS），IgG/A
	单克隆性免疫球蛋白沉积症
	浆细胞骨髓瘤
	髓外浆细胞瘤
	骨孤立性浆细胞瘤
外周（成熟）T/NK 细胞淋巴瘤（按起病部位归纳分类）	淋巴结外、骨髓起病为主
	T 幼淋巴细胞白血病
	大颗粒 T 淋巴细胞白血病
	侵袭性 NK 细胞白血病
	慢性 NK 细胞增生性疾病
	成人 T 细胞白血病 / 淋巴瘤
	淋巴结外、皮肤起病为主

2016 版 WHO 淋巴瘤病理分类（续）

非霍奇金淋巴瘤

蕈样霉菌病 /Sezary 综合征（MF/SS）

原发皮肤 CD30 阳性 T 细胞淋巴组织增生性疾病

  – 淋巴瘤样丘疹病（LyP）

  – 原发皮肤间变性大细胞淋巴瘤

原发皮肤 γδ T 细胞淋巴瘤

原发皮肤 CD8 阳性侵袭性、嗜表皮性细胞毒 T 细胞淋巴瘤

原发皮肤肢端 CD8 阳性 T 细胞淋巴瘤

种痘水疱病样淋巴组织增生性疾病

原发皮肤 CD4 阳性中小 T 细胞淋巴增生性疾病

淋巴结外、其他部位起病为主

结外 NK/T 细胞淋巴瘤，鼻型

原发肝脾 γδ T 细胞淋巴瘤

皮下脂膜炎样 T 细胞淋巴瘤

肠病相关 T 细胞淋巴瘤

单形性嗜上皮肠道 T 细胞淋巴瘤

2016 版 WHO 淋巴瘤病理分类（续）

非霍奇金淋巴瘤	
	胃肠道（GI）惰性 T 细胞淋巴组织增生性疾病
	淋巴结起病为主
	外周 T 细胞淋巴瘤，非特指型
	儿童系统性 EBV 阳性 T 细胞淋巴瘤
	ALK+ 系统性间变大 T 细胞淋巴瘤
	ALK– 系统性间变大 T 细胞淋巴瘤
	乳腺植入物相关性间变大 T 细胞淋巴瘤
	血管免疫母细胞性 T 细胞淋巴瘤
	滤泡性 T 细胞淋巴瘤
	具有 TFH 表型的淋巴结外周 T 细胞淋巴瘤
移植后淋巴组织增生性疾病（PTLD）	浆细胞增生型 PTLD
	传染性单核细胞增多症型 PTLD
	旺炽型滤泡增生型 PTLD
	多形型 PTLD
	单形型 PTLD（B 细胞及 T/NK 细胞型）
	经典型霍奇金淋巴瘤 PTLD

2016 版 WHO 淋巴瘤病理分类（续）

非霍奇金淋巴瘤	
组织细胞及树突细胞恶性肿瘤	组织细胞肉瘤 朗格汉斯细胞组织细胞增生症 朗格汉斯细胞肉瘤 不确定树突细胞肿瘤 交指树突细胞肉瘤 滤泡树突细胞肉瘤 成纤维细胞网状细胞瘤 播散性幼年黄色肉芽肿 Erdheim–Chester 病

52检